教育部哲学社会科学研究重大课题攻关项目
"中国现代职业教育质量保障体系研究"（编号：13JZD047）研究成果

基于典型工作任务的护理学专业远程教学实践

北京大学医学网络教育学院护理学专业教学改革课题组　编

主　编　高澍苹

副主编　刘则杨　孙宝芝

编　者（按姓名汉语拼音排序）

安立芝（北京市仁和医院）

薄雅萍（北京世纪坛医院）

陈　初（北京大学医学网络教育学院）

杜　博（北京大学医学网络教育学院）

高澍苹（北京大学医学网络教育学院）

李　菲（北京大学医学网络教育学院）

李　晶（北京大学第一医院）

李明子（北京大学护理学院）

蔺常洁（北京大学医学网络教育学院）

刘　玲（北京大学医学网络教育学院）

刘　娜（北京大学第一医院）

刘则杨（北京大学医学网络教育学院）

陆　悦（北京大学护理学院）

宋晋军（北京大学医学网络教育学院）

苏广彦（北京大学医学网络教育学院）

孙宝芝（北京大学医学网络教育学院）

童素梅（北京大学第三医院）

王莉芳（北京大学医学网络教育学院）

夏素华（北京大学医学网络教育学院）

袁　翠（北京大学第一医院）

张建霞（北京大学第一医院）

张洪君（北京大学第三医院）

北京大学医学出版社

JIYU DIANXING GONGZUO RENWU DE HULIXUE ZHUANYE YUANCHENG
JIAOXUE SHIJIAN

图书在版编目（CIP）数据

基于典型工作任务的护理学专业远程教学实践 / 高澍苹主编.
—北京：北京大学医学出版社，2015.9
ISBN 978-7-5659-1213-9

Ⅰ．①基…　Ⅱ．①高…　Ⅲ．①护理学—职业教育—
远程教学—教学研究　Ⅳ．①R47

中国版本图书馆 CIP 数据核字（2015）第205092号

基于典型工作任务的护理学专业远程教学实践

主　　编：高澍苹
出版发行：北京大学医学出版社
地　　址：（100191）北京市海淀区学院路38号　北京大学医学部院内
电　　话：发行部 010-82802230；图书邮购 010-82802495
网　　址：http://www.pumpress.com.cn
E－mail：booksale@bjmu.edu.cn
印　　刷：中煤涿州制图印刷厂北京分厂
经　　销：新华书店
责任编辑：韩忠刚　　责任校对：金彤文　　责任印制：罗德刚
开　　本：787 mm×1092 mm　1/16　印张：11.25　字数：288千字
版　　次：2015年9月第1版　2015年9月第1次印刷
书　　号：ISBN 978-7-5659-1213-9
定　　价：35.00 元

《基于典型工作任务的护理学专业远程教学实践》
编委会

序 一

随着社会经济和科技的发展、疾病谱的变化以及广大人民群众对提高生命质量的追求，护理学专业内涵在不断延伸。自20世纪80年代中期开展整体护理工作以来，护理理念、工作内涵、专业技术和人文护理服务领域得到一定发展，护理工作远远超出了传统的护理领域，渗透在预防、治疗、保健、康复等多方面。这些变化，使充满生机的护理岗位面临着前所未有的发展机遇及挑战。适应岗位发展需要、提高护理人才培养质量，对提升医疗卫生服务水平和促进我国社会健康、协调、可持续发展有着至关重要的作用。

护理学作为一个独立的学科和专业，改变了原有自然科学领域的性质，成为融自然科学和社会人文科学知识为一体的应用性学科。面对这种转变，许多学校吸收借鉴国外的先进教育理念，在课程设置、教学方法等方面做了有益的改革尝试，近几年来获得了很大的发展。但在护理人员远程继续学历教育方面，多数院校沿用传统学院的专业课程体系，造成继续教育人才培养内容与传统面授教育内容重复，不能满足在职护理人员的学习需要。

北京大学医学网络教育学院作为面向在职护理人员开展毕业后继续教育的机构，以护理人员综合职业能力发展为导向，采用职业教育领域课程体系开发方法，按照职业成长发展规律进行课程设置，通过对各职业发展阶段典型工作任务分析确定的护理学专业课程体系及课程标准，能满足临床岗位需求及职业发展需要，推进了学校教学内容与医疗卫生机构工作内容之间的有效衔接。改革后的课程体系，以临床工作中的典型工作任务为学习任务，这不仅能提高护理人员的学习能力，最重要的是临床工作能力得到提升，有助于护理人员的职业发展。

无论是传统护理教育，还是远程继续学历教育，护理本科课程设置应该能反映专业知识的增长、医学模式的转变、技术的进步以及社会需求的变化，要与临床实践相结合，突出护理专业人文特点。北京大学医学网络教育学院经过几年的实践探索研发的这套护理学专业课程标准不仅培养护理人员的专业能力，还注重培养社会能力和方法能力，既有利于满足目前的护理行业现状和社会需求，又有利于迎接专科发展带来的新挑战。尽管这套新的课程标准还在不断建设和完善，改革的成果还有待于进一步检验，但北京大学医学网络教育学院的护理学专业改革是一次很有意义的尝试，这套标准的出版值得其他院校专业建设和课程体系改革参考和借鉴。特别是她们几年来的努力探索和科研工作态度也是值得倡导的。同时，希望更多的学校、医院和护理教师们参与到探索中国护理人才培养的工作中来，为中国培养高质量的应用型护理人才做出贡献。

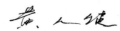

中华护理学会第24届理事长、北京协和医院原副院长　黄人健

2015年5月

序 二

  2011 年秋的一个下午，我应约到北京大学医学网络教育学院参加一个教学研讨会，会后，高澍苹院长和我谈到她们近期正着手做的一些事。我知道高院长和她们的团队十几年来在质量管理、平台建设、网上教学方面已经做得相当不错，在国内远程教育界已有一定影响力。高院长对远程教学与管理工作孜孜以求的精神我是十分敬佩的，她总是在思考如何在这一领域实实在在地做一些有价值的事。这次，我不知道她要给我什么惊喜。

  课程改革，改革护理学专业的课程体系和教学内容——这多少有些出乎我的意料。医学网络教育学院员工不多，主要工作是管理和服务，教师基本是聘请的，在没有自己的专职教师队伍的情形下，主要依靠兼职教师实施课程体系和教学内容改革，单凭这一点，我就觉得这事真的难。这些年来，为了保证培养质量，控制招生规模，提升管理和服务水平……医学网络教育学院做了很多努力，尽管这些努力都是很必要的，但是，学院提供的课程不适合在职护理人员的需要才是最迫切需要解决的问题，作为从事医学教育的人员，更能体会到"对症用药"的重要性。的确，成人教育若不适应在职岗位实际需要是不行的，成人教育强调实用性，强调的是所学现在就能用，学员学完后就能用在自己的工作岗位上、用于生活中，能用来解决工作和生活的实际问题，而不是将来什么时候能用上的问题。

  成人远程教育的课程改革没有现成的经验可循，尽管这一改革很难，但是，北京大学医学网络教育学院护理学专业教学改革课题组在专家的指导下，以临床工作中的典型工作任务为学习任务，建立了一套新颖的课程体系，是对传统的学科课程的重要变革，符合成人基于经验学习的特点。并且，已开展了几轮网上教学实验，参与的老师投入了大量的劳动，工作卓有成效。

  我国高校网络教育学院、开放大学等正投入人力和财力建设"网络课程"，在我看来，分享和借鉴北京大学医学网络教育学院课程改革经验，可以在专业计划、教学内容、评价方法等方面从模仿全日制高等教育走向创新，形成成人、在线教育的特色，这对提升远程教育的人才培养质量将是十分有益的。

国家开放大学信息化部 蒋国珍

2015.8.6 于五棵松

序　三

护理教育的水平与国家经济、社会、卫生和教育事业发展的状况有紧密的联系。与护理领域开展的专业研究相比，我国护理教育的课程和教学研究还很薄弱，这与专业教育课程和教学研究的普及化程度有关。

在当代国际护理教育的发展历程中，贝维斯（E.O. Bevis）和瓦特逊（J. Watson）最先意识到传统护理教育的课程无法培养护士所需要的反思和批判能力。他们通过"课程范式"的改变，在美国引发了一场所谓的"课程革命"。通过这一"课程革命"，人们抛弃了传统的行为主义课程模式，转而采用"关怀课程"，使学生积极参与到自己的学习过程中来。在此，学生不再是教与学过程的附属品，也不再是一个被动的知识容器。新课程提倡以学生为中心的教育教学、在教育过程中发展新的伙伴关系、进行教学改革并注重创新。护理教育的"关怀课程"与现代教育学中的解放式（emancipatory）课程是一致的。

护理教育课程开发的基础是对护士职业资格进行的研究与分析，特别是对护士工作中所需知识的研究。维特内本（K. Wittneben）发现，护士的"护理关系过程知识"是解释和判断护士的各种工作情境的基础。在此，美国加州大学学者本纳（P. Benner）的研究具有重要的历史性意义。她研究了职业护士的临床判断权，即所谓的"专家知识"，提出"临床判断权是护理人员通过各种方法了解患者的问题和利益、观察重要信息并做出敏感而负责任的处置"。高水平护士的专业化行动是在隐性规律的支配下进行的，尽管她自己无法解释这些隐性规律，也无法完全使其显性化。本纳根据德雷福斯兄弟（H.L. Dreyfus 和 S.E. Dreyfus）的职业能力发展模式开展了大规模的质性研究，确立了护理工作的七个实践领域（如帮助、咨询及护理、诊断及患者监护等），并描绘出这些实践领域所需的技能和专家知识的发展途径。德国护理教育研究则更注重确定护理工作的行动情境，以及在这些情境中起作用的、常常是相互矛盾的要求和不同的解决方案。如欧威尔曼（U. Oevermann）不仅研究问题情境中蕴含的知识，还关注那些无法解释的可能性，由此提高护士护理实践的自主性。

目前国际护理教育的课程和教学研究有一个共同特点，就是研究视角发生了很大变化，从原来对职业轮廓（professional profile）不清的纯专业性教育要求，变为强调在对工作实践进行实证研究基础上的多视角和反思性的教育过程。进入 21 世纪以来，以人为服务对象的服务类专业的职业教育正在发生很大的变化，职业学习成为一个"职业化的发展过程"。对护理教育来说，这也是护士职业在专业化发展道路上迈出的重要一步。护理教育教学研究是一个综合性课题，它既要满足以患者为中心的护理学要求、满足促进学生个性发展的教育学要求，还要满足行动导向的护理实践的要求。例如达尔曼（I. Darmann）等研究了护士和患者之间的交流和和道德判断，认为交流是护患关系的基础。其研究所确定的"关键性专业问题"（如护理人员的权力、患者的决策自由等），是护理服务提供方和接受方之间的主要协商内容。这对教学内容的选择和设计提供了重要的启发。

要想提高护理教育水平，相关的专业人员和教师必须付出很大努力去发现新的规律。北京大学医学网络教育学院护理学专业教学改革课题组是一个科学敏感性很高的团队。他们敏锐地意识到了上述问题，试图通过寻找和采用更加科学、合理而可行的课程开发方案和技术，来提高其课程质量，为此，他们进行了多年的探索和实践。呈现在我们面前的这些思考尽管显得还不很成熟，却反映了我国护理教育有开创意义的研究和实践。他们在我国首次按照职业成长的逻辑规律对护士的职业资格进行分析，通过"实践专家研讨会"（EXWOWO）等程序化的质性资格研究方法提炼护理学专业的"典型工作任务"（professional task），通过广泛征求多方面专家的意见，建立了一套比较完整的课程体系，进行了相应的教学实验，并开始进行系统化的反思。

一种人才培养模式的形成和推广需要长期的实践和总结。本书作者们在引进、吸收和消化国内外先进经验的基础上，建立符合我国国情的护理学专业远程教学模式的努力，对我国应用型人才培养体系的建立和完善具有重要的理论和实践意义。我很愿意与广大读者一起分享、研究和推广她们的有益经验，也衷心希望从事护理教育的广大教师能够一道努力，通过建立和发展适合中国国情的、高质量的护理教育体系，帮助我们的学生通过对护理工作的任务、过程和环境所进行的整体化感悟和反思，从而实现知识与技能、过程与方法、情感态度与价值观学习的统一。

北京师范大学职业与成人教育研究所所长　赵志群教授

2015 年 6 月　于开姆尼茨 / 不莱梅

前　言

我国现代远程教育试点高校的办学定位是面向在职成人开展毕业后继续教育，在教学对象和教学方式方法上与传统面授教育存在显著差异。多年的远程教学实践经验告诉我们，要切实提高远程教育人才培养的质量，需要改变以往的专业建设和发展模式，对课程体系、课程标准、教学方法、评价方式等进行全方位改革。

北京大学医学网络教育学院护理学专业教学改革课题组经过多年的探索，在职业与成人教育专家指导下，在多位临床实践专家参与支持下，认真研究护理学专业教育的特点和成人学习的实际需求，结合网络教育优势，对护理学专业课程体系进行了系统性和突破性的改革，并积极开展了远程教学实验，探索了基于典型工作任务的护理学专业远程教学新方法。本书与《基于典型工作任务的护理学专业课程标准（试行）》一书互为补充，汇集了各位专家、任课教师和相关工作人员参与护理学专业教学改革过程的实践感悟和总结反思，从不同角度阐述了教学改革的背景及历程、课程设计的思路与实践感悟以及网络信息技术对远程教学的支持。

本书系教育部哲学社会科学研究重大课题攻关项目"中国现代职业教育质量保障体系研究"（编号：13JZD047）的研究成果。全书分为三个部分：第一部分"专业课程体系改革的设计与规划"从宏观层面就网络环境下护理学专业教学改革的思路与创新进行了阐述，从中观层面对课程体系构建过程进行了回顾，并向读者展示了前期调研和改革路径探索过程，分享了参与改革的几次突破与感悟。第二部分"基于典型工作任务课程的设计与实施"汇集了各位任课教师的教学实践感悟和体会，她们分别从课程设计思路、教学方法比较、与学生的教学互动以及教学实践心得等不同角度对基于典型工作任务的护理学专业课程的实施过程进行了总结和反思。第三部分"课程学习支撑环境的设计与实现"，通过五篇文章向大家分享了北医网院各业务版块如何适应教学改革的需要，在技术支撑平台、网络课程和资源建设、学生支持服务工作等方面做出的探索和转变，以促进基于典型工作任务的护理学专业课程体系的有效落地和实施。

本书在编写过程中得到了北京师范大学职业与成人教育研究所所长赵志群教授的亲切指导，在此深表感谢。同时感谢北京大学医学出版社领导和编辑们对本书的大力支持！

本书可作为网络教育学院、继续教育学院和开放大学、广播电视大学等相关院校专业建设和教学改革的参考用书，也可作为护理学专业教学和课程设计人员的参考用书。面向在职成人的本科层次专业课程体系改革是一项新的研究和实践领域，加上编者认识水平所限，书中难免存在不足之处，敬请各位同仁及读者朋友批评指正！

北京大学医学网络教育学院护理学专业教学改革课题组

目　录

第一部分

专业课程体系改革的设计与规划

网络环境下成人在职教育教学改革与创新

高澍苹

【概要】

10 多年来，面向成人在职学历教育的现代远程教育试点取得了令人瞩目的成绩，发展中也积累了很多困惑和问题。网络环境下的成人在职教育人才培养应该如何定位？传统的以学科知识系统性为特点的课程体系是否适宜在职成人学习及其职业发展？当前对远程教育人才培养的质量提出了更高要求，现代远程教育试点高校应该如何根据网络环境下成人在职教育教学的规律以及结合行业发展需求进行创新和变革？这些都是当前迫切值得研究的重要课题。北京大学医学网络教育学院在尊重网络教育教学规律的同时，加强了对在职成人学习需求和特点的研究，积极开展了教育教学改革，探索出成人在职教育教学改革新思路。截至目前，学院根据各个专业特点，在专业设计、课程体系构建、课程运行方式、课程考核评价体系等诸多方面进行了深入探索。本文将从网络教学改革的背景，改革的指导思想和理论依据，改革的路径和方法，改革的难点与面临的挑战等几方面综合阐述。

一、网络环境下成人在职教育教学改革的背景

教育的变革是源于社会发展对人才培养的需要，也是服务于人才培养的。近年来社会和行业的快速发展对在职人员的能力提升提出了新要求，作为现代远程教育试点高校，需要尽快跟上行业发展的需求，突破传统课程体系和现有教学模式的束缚，大胆进行改革创新，满足社会、行业以及学习者的共同需求。

首先，社会和行业发展对在职人员能力提升提出了新要求，而现有课程体系和教学模式难以满足应用型人才培养的需要。随着社会发展，行业对于人才的要求不断提高，都要求从业人员在离开校园后继续保持专业能力的持续提升，以满足社会和工作岗位的胜任力要求。教育部早在 2002 年"关于加强高校网络教育学院管理提高教育质量的若干意见"（教高[2002]8 号）文件中就对网络教育的发展指明了方向，提出"网络教育学院要以在职人员的继续教育为主……要根据科技、经济和社会发展的需要，结合网络教育的特点，科学制定并不断改进课程设置和教学内容。"而现有课程体系大多照搬全日制大学，缺乏针对在职成人远程学习需求的分析和差异性研究。其主要弊端是培养目标和定位与在职人员的需求不匹配；课程内容过多关注学科体系完整性，与工作联系不紧密。学习者在学习过程中往往需要大量的死记硬背，造成学生缺乏学习热情与学习主动性。同时，现有网络教学方法比较单一，重知识呈现，缺乏教学过程的组织和引导，教与学的活动没有很好得到再度整合；评价方法的单一性往往使学生更加趋向于考前突击、专攻作业和复习题，学习过程中一方面缺少评判思维能力的训练，另一方面缺少工作与学习方法能力的综合训练，难以保证学习效果。

其次，信息技术的飞速发展和学习理念的不断创新在催生远程教育模式的系统变革。互联网和信息科技的快速发展一直在某种程度上改变着学习方式，甚至产生颠覆性影响；同时，伴随信息技术的迅猛发展，近年来 MOOC、微课、翻转课堂等各种教学理念和新型教

学形式层出不穷，改变了教的方式，也改变了学的方式，这些都在催生远程教育领域的系统变革和创新。另外，远程教育历经 10 年的教学实践为专业教学改革奠定了基础。经过 10 年远程教学实践，教学人员积累了丰富的经验，具备了网络教学改革的理念，从而可能实现量变到质变，将教学改革推向深入。

二、成人在职网络教育教学改革的目标和指导思想

基于以上背景，学院开始对教学重新审视，发现现行的教学体系难以适应行业发展的需求，也无法满足学习者职业能力发展的实际需要。当前环境下，远程教育人才培养质量的整体提升，需要学院从培养目标、课程体系、运行体系和评价体系多方面系统思考、进行教学体系的改革与创新。

在系统调研分析和多次研讨的基础上，学院逐步确立了专业教学改革的指导思想：在教学改革中要用以遵循规律为依据，以岗位需求为导向，以提升职业能力为核心，以提高学习效果为宗旨的系统思维理念来指导具体实践。

改革的目标是构建开放的、更加实用和便捷的适合成人在职学习特点的远程网络教与学的模式。"开放"即在教学理念和教育模式上采用更为大众所能接受的方式，任何符合入学要求的人、可以在任何地点、采取适宜的方式进行远程学习；"实用"是指在专业课程体系设计，包括目标定位、课程设置、教学内容选取、教学评价及教学方法手段等方面更加体现教学设计与实际工作和行业需求的紧密贴合，紧紧围绕学习者职业发展和岗位需求；"便捷"是指远程教育应该成为学生学习最为便利的手段，可以体现在学习材料的获取、网络学习环境设计和提供全方位学生学习支持上。

简言之，学院立足于国际化视野和创新意识，强调以岗位需求为导向，注重学生实践能力的培养和职业素养的提高，为促进行业发展和学习者职业生涯发展探索出改革新思路。

三、成人在职网络教育教学改革的理论依据

教育改革的顺利推进需要吸收多方面的理论养分，并以教育教学规律和理论为支撑，指导改革的实践过程。面向成人在职学历教育的远程教育教学改革，是一项综合、复杂的系统工程，需要在遵循一般教学规律和原则的基础上，对成人在职学习特点进行分析，对各种学习理论进行综合吸收借鉴。

首先，教学改革要尊重成人在职学习特点。成人在职学习者不同于传统的全日制培养的零起点学生，学习动机、学习目的等有着显著区别。"成人学习之父"诺尔斯 (M. Knowles, 1990) 在《成人学习者：一个被忽略的物种》中提出成人学习有其基本特点：有清晰的自我概念，以及自我导向的学习倾向与能力；有丰富的经验，这些经验本身即可成为丰富的学习资源；学习准备度与其社会角色的发展任务相关；学习的取向不是学科中心而是问题中心，强调学以致用、即学即用；拥有认知需求，明确的学习需要意识，学习之前，想了解学习什么，为何学习，对其有什么帮助。因此，要针对在职学生特点和需求设计课程体系，而不是一味照搬大学的学科体系教育。

其次，教学改革要遵循职业发展基本规律。长期以来，教育教学主要遵循学生的学习认知规律，而相对忽略了人的职业成长和生涯发展规律。本纳（P.Benner）和德雷福斯（S.E.Dreyfus）等研究发现，人的职业成长不是简单的"从不知道到知道"的知识学习和积累，而是"从完成简单工作任务到完成复杂工作任务"的能力发展过程，必须经历从新手、

生手、能手、高手到专家等五个发展阶段。因此，教育教学改革的重要任务是找到合适的方法和载体，把学生从较低发展阶段有效带入到更高的发展阶段。

第三，杜威（Dewey）的"实用主义"教育哲学思想和"做中学"的理念为课程体系改革提供了借鉴。成人学习者边工作边学习，在课程体系设计时，要充分考虑做与学的结合，突出教学的应用性、实践性。杜威高度重视"经验"在教育中的作用，提出"教育就是经验的改造或改组"，成人学习者已经具备一定的工作经验和生活阅历，这也是改革课程体系时要加以考虑和利用的非常重要的一方面。

第四，要遵循远程教育规律和学科教学特点。远程教育中由于时空的相对分离，要通过设计良好的教学内容和教学活动实现教与学的再度整合。其中教的行为主要体现在创作开发以课程、学习活动为核心的教育资源，学的行为则体现在学生基于教师提供的学习资源进行自主和互动学习。医学教育的特点是实践性和专业性强，需要学生尽量多地通过眼、脑、手的协调来加深学习过程。随着信息技术的发展，未来的医学教育可以通过网络实现虚拟实验和模拟实操练习，实现动态的教与学关系，每个人都能达到自己最大的学习潜能。

第五，对网上学习理论要兼收并蓄，博采众长。从行为主义到认知主义，再到建构主义，及至近期出现的"联通主义"，都对网络教学设计提供了新的视野。每种学习理论都有其适用的土壤，我们在教学改革时，要根据学习者特点、教学目标、教学内容和教学方法来综合考虑。围绕我们改革目标的实现，建构主义和联通主义给我们提供了更好的理论基础和支撑。发挥学习者的主观能动性，通过网络技术设计和构建丰富的学习环境，促进学习者的互动交流、从中建构知识和思维体系，提升职业能力，实现应用型人才培养的目标。

综上所述，教学改革要立足于学生本身，从学生学习特点和需求出发，遵循教育教学规律，从教学内容和学习者接受能力、人才培养规格和教学目标、教学方法和教学组织方式、教学资源和媒体选用、教学评价等方面进行系统思考和创新，实现专业课程一体化的设计（图1）。

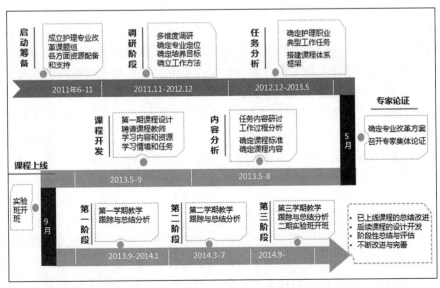

图1　北京大学医学网络教育学院护理学专业教学改革历程

四、改革路径和方法

基于网络学习理论、成人学习特点、职业成长规律等相关理论依据的支持，成人在职网络教育教学体系的改革实现了从培养目标确定、课程体系设计、教学过程设计、评价方式、支撑环境实现等一系列变革和创新。在培养目标的设定上，更加注重综合职业能力的发展，着眼于职业成长；在课程设置上，尊重在职人员职业能力发展规律，采用基于职业典型工作任务分析；在课程安排上，授课内容是基于工作要求和工作任务的分析而开发，从工作领域和学科知识两个角度，实现综合设计；在教学过程中，注重学生基于任务和网络资源的自主学习和探究，学生同时受到来自实践和学科的教师共同给予指导；在教学评价上，强调学生的自主、参与和探究，并借鉴临床对医疗人员完成工作任务的评价内容和方式，设计和实施对学生的评价考核。

1. 多维度调研分析，确定改革思路和专业培养目标

改革的第一步就是开展多方调研，充分掌握来自国家政策、行业岗位对人才培养的要求以及来自学习者对教育的期待和需求。因此，调研至少要覆盖国家相关政策、国内外相关院校专业课程设置、行业需求、学习需求等几个方面，综合采用调查问卷、访谈、文献研究、德尔菲法等多种调研方法。在调研基础上进行分析，确定了专业改革的基本思路和专业培养目标。相比传统的专业培养目标的泛泛表述，网络成人在职教育的专业培养目标要更加明确，要体现网络在职成人教育特色，注重综合职业能力发展，着眼于职业成长，培养应用型人才。

2. 采取适宜的科学方法开发专业课程体系

确定专业培养目标之后，就要采取适宜的课程开发方法，构建专业课程体系，这是专业改革方案的形成过程。在课程开发方面，一般存在两种不同的指导思想，因此形成两种不同的课程方案。一种是基于学科化的，强调学科体系的完整性与系统性，注重知识的基础性与普适性。一种是基于职业化的，则注重教育的专业性、实践性和知识的应用性，以及能满足未来岗位的需要。以学科为中心的课程开发方法不符合我院课程体系改革的目标，由此，我们广泛调研了国际上有代表的基于工作和岗位的课程开发模式，其中，职业教育课程开发的几种方法给了我们启示。我们需要结合专业培养目标，选取适宜的课程开发方法，构建专业课程体系。比如，在护理学专业（专升本）教学改革中，我们根据对学习者的分析和专业培养目标的要求，遵循护士职业发展规律，选取的是典型工作任务的课程开发方法。经过长达一年的调研和分析，最终确定了护理职业12项典型工作任务，并以此作为课程体系开发的依据，形成专业改革方案。专业改革方案形成之后，需要提交专家组进行集体论证。专家组人员构成范围包括来自行业领域、教育领域、专业学术领域等多方面的专家，就专业培养目标和课程体系搭建的合理性给予充分讨论和论证。

3. 课程资源与教学支持环境的开发实现

远程教育的实现离不开技术和平台的支撑。课程资源以及学习环境的搭建需要通过技术手段实现，教学过程的实现也需要技术平台的支持。基于教学改革的目标，在改革理念的指导下，课程资源的开发方式也与以往有了较大区别，课程资源建设工作需要与教改思路紧密结合、加强教学设计、更加系统化的新课程开发模式。同时，需要开发与教学改革相适应

的教学支撑平台，实现对于教学设计、资源设计、学习过程三大重点环节的全面支持。在具体模块的设计上，平台的改革特别加强了对于学习活动的支持和教学过程的监控，新增了诸如统计学习时长、监控学生上交作业时间点、考核方式比例分配和答疑量实时统计等诸多功能。此外，平台建设的进度跟踪、效果评价功能也实现了不同部门之间的业务联动，提高学习支持的质量与效率。

4. 专业教学计划投入运行实施阶段

专业运行是非常关键的阶段，是对前期改革方案的验证和监测，直接关系人才培养的质量和效果。运行阶段本身又形成一个闭环，有设计、有实施、有评价和改进。首先要对课程教学过程和教学活动有充分的设计，确保没有走偏；其次，要选择合适的师资，并确保任课教师充分理解教学改革的思路，掌握新的教学方法；再次，在教学过程中要加强对学生的辅导和支持。在教学过程中要关注学生个体差异，以过程性和表现性评价为主，通过任务引导学生的真实表现，注重考查思维过程和实际能力。比如，在护理学专业（专升本）教学计划的实施中，采取的是小班教学，每门课程按照1：（20～30）的师生比配备辅导教师，并选择临床实践经验丰富的教师参与辅导教师团队，为学生提供个性化支持。

5. 专业教学体系的评价和改进阶段

整个专业建设过程中，对专业教学体系的评价是非常关键而又往往被忽视的一环。评价的内容不仅要考量专业设置的目标，即结果是否已经实现；而且还要考量专业运行本身的过程，即质量的过程控制是否有效。专业设置质量的优劣和好坏，不能完全等到该专业学生毕业后再作评价，而需要在专业运行过程中，进行及时的跟踪和评价，以便及时发现问题，对专业教学进行持续的改进。新形势下的专业评价既要强调结果的科学性、全面性，又要更加重视过程的调控性、适时性。

五、总结与讨论

1. 改革是项系统工程，需要各方面协作和保障

教学改革的全面推进需要一体化的改革支持方案，加强各方面的投入。教学改革涉及面广，经费上的支持只是一方面，更重要的是，教学改革改变的不仅仅是教学过程，牵一发而动全身，需要从人力资源、制度建设、质量管理、组织架构重组和流程再造等多个方面系统考虑，协调一致，一体化设计和推进。学院借助了上百位专家资源的指导，整合各个业务部门力量，作为一项系统工程给予充分保障，教学改革方案才得以落地和实施。

2. 及时总结是有效方法，持续改进是永恒目标

随着教学改革的逐步推进，学院五大专业建设分别处在设计、运行、评价和改进等不同的进展阶段，每个专业改革的做法和经验及时总结，互相借鉴。同时，每个学习阶段结束后，及时召集任课教师进行教学总结交流，寻求不断改进和完善的空间。目前，设计出了以岗位能力为需求的专业课程体系；探索开发出了适合成人学习的课程资源；基于新的课程体系探索了多种学习评价方式；完善了学习者个性化学习的支持服务体系；设计开发出具有丰富学习环境的教学管理平台；完善了基于远程教学特点的质量管理体系。学院改革的特色可以归为专业设计市场化、课程目标岗位化、课程资源模块化、课程内容实用化、教学运行一体化、

学习评价过程化、学生支持个性化等几大特点。

3. 新常态下改革面临的难点与挑战

改革需要打破旧常态，重构新常态，面临的主要难点和挑战包括四个方面：一是理念上的冲突。在教学改革前后学院的管理理念、服务理念、教学理念都发生了很大的变化。一是参与人员需要在理念上达成一致，摆脱原有思维定式的约束。二是管理成本和投入成本增大，相较于传统教学的单一模式，改革使得学院在教学成本、课程开发成本和专业运行成本上都有大幅提高。三是学院的改革缺少可借鉴的经验，缺乏有远程在线教学经验的师资，人才缺乏问题曾困扰了教学改革进程。四是教学改革工程浩大，设计面广，复杂程度高，来自教师、专家、学员等各方不同理念的碰撞也使我们在改革过程中蜿蜒摸索了很久，但最终形成了各方认可的改革方案。在改革方案推进过程中，学院锻炼了一支专业化远程教育团队，汇聚了一批理念一致的专家教师团队。

下一步的教学改革同样面临很多的挑战。首先是内部环境上，教学人员必须耐住寂寞和压力，以坚持改革，持续完善专业课程体系，学院层面也要加大投入和督导，以确保品质，不断总结改革过程中的经验，在积极推广过程中去完善。其次，外部的市场环境也要求我们积极应对瞬息万变的行业需求，继续把专业做实做精。教学改革的成果是否有效需要市场的检验。而最大的挑战，来自于我们是否能够不断打破原有思维模式，站在整个社会发展的前沿和学生学习习惯与学习需求的变化之上，提供更好的教学方案。

适应行业发展的需要，尊重成人远程学习的特点，改革和完善远程专业课程体系，切实帮助学生的职业发展和提升，是我们教育机构的职责，也是我们的光荣使命。远程教育中，学生是永恒的学习主体，而学院则是改革的主角。我们的改革将学生作为动态发展、而非一成不变的个体来对待，不断研究其发展潜力和对学习的新需求。作为教育者，在实施"教"的过程中永远不能脱离"学"的本体，这是一切教育形式回归本源的表现。

基于典型工作任务的远程护理学专业课程体系构建

孙宝芝

【概要】

　　北京大学医学网络教育学院是教育部批准开展现代远程教育试点的院校，学院于 2000 年 10 月 10 日成立，2001 年 9 月 16 日正式招生。建院以来，学院陆续开设护理学、药学、医学信息管理、卫生事业管理和应用心理学等五大专业，面向在职成人开展学历教育。其中，护理学专业在校生规模最大，2010 年数据统计显示，护理学专业在校生约 16000 余人，占在校生总数的 80%。如何适应成人在职学习的需求和特点，充分发挥远程教育的优势，为护理学专业学员提供更加适合的课程内容和教学服务，促进这一群体的职业能力全面提升，为行业人才培养提供有力的支持，是学院办学以来一直在思考和力求突破的重要课题。本文在回顾北京大学医学网络教育学院护理学专业课程体系改革历程的基础上，就目前基于典型工作任务的护理学专业改革的指导思想、课程体系构建过程、教学改革取得的突破及感悟等进行了总结梳理，以期为广大同行提供参考和借鉴。

一、护理学专业远程课程体系改革的历程和背景

　　回顾学院护理学专业建设和发展的历程，大致可以分为以下三大阶段。

　　初建起步期（2000 — 2003 年）：这一时期是现代远程教育的试点初期，和全国其他高校网络教育学院类似，学院对远程教育教学规律认识比较浅显，缺乏对成人教育教学特点和需求的了解，因此，典型表现是直接模仿甚至照搬传统高校的专业课程体系，在教学上也采取传统的学年制教学管理，学生支持服务意识也比较淡泊。

　　发展调整期（2004 — 2010 年）：试点 3 年以后，学院开始陆续向社会输出毕业生，同时，随着远程教育实践发展的深入和教学实践经验的积累，我们对远程教育的规律有了初步的认识，也开始关注到在职成人这一学习群体的特点和学习需求，这一时期，我们开始认识到专业课程体系在实用性方面的不足，需要加以改变，以适应在职成人学习的特殊需要。因此，这一时期，学院对护理学专业课程体系进行了三次比较大的修订。首先在 2004 年，学院开始尝试学年学分制，增加了选修课自由度，鼓励学生在修满专业教学计划中必修课的基础上，根据个人兴趣和职业发展需要，选修相应课程进行学习。其次，在 2006 年，对课程体系进一步修订，在专业课程学习的后期，增设护理教育和护理管理、临床护理等两大专业方向课程，供学生选择，以期加强学生专业化的培养和职业能力拓展。随着教学的发展，我们发现两大专业方向课程选课人数是不均衡的，临床护理专业方向课程的选课人数为 80% 以上，远远超过护理管理和护理教育。因此，在 2009 年，学院在调研和分析的基础上，对课程体系做了再次修订，将专业方向课程调整为急危重症护理、肿瘤护理、社区护理和传染病护理等四大方向，以期更加符合临床需求。

提升完善期（2011年—至今）：经过10年的远程教育实践，我们对护理行业的认识、对成人在职学习特点的认识以及对远程教育规律的理解越来越深入。我们发现，在前十年，我们结合行业发展和学生需求，对课程体系进行的多次修订，仅限于个别课程的增删，没有从成人在职学习这一角度上进行系统的思考和变革。经过初步调查和研究，我们发现原有的课程体系存在传统学科式课程体系的诸多缺陷，与岗位和实际工作任务缺少有效联系，难以满足成人学习者的实际需要。多年的远程教学实践经验告诉我们，要切实提高远程教育人才培养的质量，需要改变以往的专业课程体系构建模式，进行全方位改革。2010年年底，学院制定"2011 — 2013年发展规划纲要"，其中提出了构建开放的、更加实用和便捷的适合远程医学教育学习特点的教与学的模式。要求改革立足于国际化视野和创新意识，以岗位需求为导向，注重学生护理实践能力的培养和职业素养的提高，为促进护理教育发展和护士职业生涯发展探索出改革新思路，提出了基于岗位的课程体系改革。

二、护理学专业远程课程体系改革的指导思想

专业课程体系的改革是一项系统工程，是学院主动适应形势，全面提高人才培养质量，践行学院"品质为魂、服务至善、提供一流的医学远程教育"的核心价值观而做出的主动变革。学院从领导班子到各业务部门对此项工作都给予了高度重视，专门成立了护理学专业教学改革课题组，提出将护理学专业改革作为课题进行长期研究并确立了改革的指导思想，即以遵循规律为依据，以岗位需求为导向，以提升职业能力为核心，以提高学习效果为宗旨，以系统思维理念来指导具体实践。

在这一思想指导下，要顺利推进专业改革，达成改革的目标，课题组需要进行充分调研分析，要寻求科学的方法指导，突破以往专业改革建设模式。主要从以下几个方面进行重点考虑，确定了专业教学改革要遵循的主要依据：第一，课程体系的构建要遵循行业岗位需求以及学习者自身发展的需求；第二，要尊重成人学习的特点；第三，要尊重教育规律、成人学习和认知规律以及职业发展的相关规律。

改革一发动全身，需要系统的思维理念，也就是要求课题组从培养目标的重新定位、课程体系的搭建、运行体系和评价体系等教学各个方面进行系统思考和变革。其中，课程体系的改革是重中之重。

三、基于典型工作任务的护理学专业远程课程体系开发过程

（一）多维度开展调研

2011年11月—2012年12月，护理学专业教学改革课题组历时一年的时间，采用问卷、访谈、文献等多种调查方法，从多个维度进行了调研和分析。

1. 相关政策调研，了解行业政策和发展方向

课题组重点调研了远程教育相关政策以及护理事业发展规划对人才培养的相关要求。教高[2002]8号文件指出："网络教育学院要以在职人员的继续教育为主。…要根据科技、经济和社会发展的需要，结合网络教育的特点，科学制定并不断改进课程设置和教学内容。"

《中国护理事业发展规划纲要（2011 — 2015年）》中对护理专业人才培养也指明了方向："完善护理教育方式，坚持以岗位需求为导向，促进理论与实践相结合，大力培养临床实用型人才，注重护理实践能力的提高。"

因此，以岗位需求为方向的护理学专业课程体系改革顺应了国家教育相关政策和行业发展的方向。

2.文献调研，了解同类院校课程设置

为了解护理本科教育人才培养模式的研究现况和相关院校护理学专业课程设置情况，课题组共查阅了 300 余篇国内外文章，同时从课程模式、培养目标、课程设置等方面对相关网站也进行了调研。通过调研发现，护理学专业的实践发展，对护士的综合能力提出了更高的要求，从系统的角度看，高等护理教育的最终目标是使学生获得护理职业领域的胜任力，并应以此作为衡量教育质量的标准。

3.岗位能力需求调研，把握行业岗位与学习需求

为了解护理岗位对在职人员能力的要求，课题组通过文献从国内外护士能力、人力资源能力素质模型及能力素质词典、能力本位教育的相关理论及方法等几个方面进行了调研。通过调研了解国内外护士能力培养状况及能力本位教育课程开发模式及培养方法。

同时，为更进一步把握行业岗位以及学习者对课程的期待和需求，课题组通过座谈、个别化访谈、问卷调查等方式，对护理学院负责教学院长以及护理行业主管领导访谈，召开 20 家医院 34 名护士长 / 护理部主任座谈，通过问卷形式对临床医生、护士、学习者进行了大量的调查，在此基础上完成了护士职业能力分析，并确定了护士岗位七大类 60 项能力要求。

通过以上调研和分析，课题组确定了护理专业人才培养定位以及培养目标。远程护理专业课程体系的改革定位在专科升本科这一培养层次，培养目标应体现网络在职成人教育特色，注重综合职业能力发展，着眼于职业成长。

4.改革方法的调研，确立适合的课程体系构建方法

通过前期调研，课题组明确了行业和学生的需求，也确立了专业人才培养定位和方向，接下来要面临的课题是，需要选择一种专业化的、适合的课程体系开发方法，来搭建护理学专业课程体系。为此，课题组通过文献调研、专家咨询等方式，对目前常用的几种课程开发方法进行了调研和比较。

在课程开发方面，一般存在两种不同的指导思想，因此形成两种不同的课程方案。一种是基于学科化的，学科化强调学科体系的完整性与系统性，注重知识的基础性与普适性。一种是基于职业化的，职业化则注重教育的专业性、实践性和知识的实用性，以及能满足未来岗位的需要。

以学科为中心的课程开发方法与我院护理学（专升本）整体课程体系改革的目标不符合，由此，我们广泛调研了国际上有代表的基于工作和岗位的课程开发模式，其中，职业教育课程开发的几种方法给了我们启示。职业教育课程开发有三种常用方法：模块式技能组合课程开发模式（Modules of Employable Skill，MES）、能力本位课程开发模式（Competence Based Education，CBE）、典型工作任务课程开发模式（Berufliche Arbeisaufgaben，BAG）。其中，典型工作任务课程开发模式按照工作过程系统化的原则，依据职业成长的逻辑规律来组织课程序列和内容，注重综合职业能力的培养，强调培养的系统性，适合系统化学历教育。经过综合比较和专家咨询后，在遵循我院课程改革的原则和依据的基础上，最终借鉴了典型工作任务课程开发的基本流程和方法，同时兼顾我院学生的特点和需求以及教育部相关政策标准，设计开发我院远程护理学（专升本）专业课程体系。

（二）典型工作任务分析与确定

遵循典型工作任务课程开发流程，在完成对护理职业的分析之后，要开展实践专家研讨会，确定护士职业典型工作任务。学院在职业中国人民解放军总与成人教育专家赵志群教授的指导下，于2013年1月17日召开了"护理临床实践专家访谈会"，对护理职业的典型工作任务进行分析。依据典型工作任务课程开发方法，挑选的实践专家要与我们所开发的教育层次一致（最终学历为本科），要求持本科学历在临床工作10年以上。这些要求给护理改革小组增加了难度，护理学专业本科教育起步较晚，能坚持在临床上工作10年以上的实践专家更是少之又少。经过广泛筛选，最终确定了13名会议代表，分别来自北京协和医院、北京大学第三医院、中国人民解放军总医院、北京仁和医院、良乡医院、北京世纪坛医院、海淀医院、北京航天中心医院、北京大学肿瘤医院、北京大学第一医院、北京大学人民医院、海淀妇幼医院、北京宣武医院等临床各级医院。临床实践专家访谈会由北京师范大学职业与成人教育研究所所长赵志群教授主持。在主持人的引导下，各位实践专家共同回忆自己的职业成长历程并划分职业发展阶段，找出各阶段有代表性的工作任务，最后对任务进行归类、命名和排序，归纳形成护理本科层次典型工作任务框架。包括以下13项典型工作任务：职业认识、初级临床护理、临床评估、常见病护理、急危重症护理、院内外突发事件处理、疑难与复杂护理问题处置、护理教学、护理工作的组织与管理、护理行政管理、医患关系协调、护理科研和护理质量监控等。将这些典型工作任务按照护理职业发展阶段进行排序，为确定护理本科层次课程门类和序列提供了依据。

（三）初步构建课程体系并提交专家组论证

2013年4月7日，学院继续邀请上次参会的实践专家，对典型工作任务名称、基本内容进行讨论确认，初步搭建了护理学专业本科层次的课程体系，详见表1。

表1　典型工作任务与课程对照表

编号	典型工作任务名称	学习领域课程名称
1	职业认识	专业认识
2	初级临床护理	临床基础护理
3	临床评估	健康评估
4	常见病护理	临床常见病护理
5	危重症护理	急危重症护理
6	疑难与复杂护理问题处理	疑难与复杂护理问题处置
7	院内外突发事件处理	院内外突发事件处理
8	护理教学	护理教学实训
9	护理工作的组织与管理	护理工作的组织与管理
10	医患关系协调	护患关系维护与纠纷处理
11	护理科研	护理专业问题研究
12	护理质量监控	护理质量监控
13	护理行政管理	护理行政管理与领导力发展

同时，兼顾学习对象特点和教育部相关要求，在前期增加了公共基础课程，在后期增加了选修类课程，由此，护理学专业（专升本）课程体系初步确定。

2013年5月23日，课题组将改革方案提交专家组进行论证。论证会邀请到北京大学医学部副主任王维民教授、北京市医院管理局医疗护理处陈静处长、北京大学医学部护理学院姚景鹏教授、国家开放大学蒋国珍教授、北京大学护理学院院长郭桂芳教授、北京协和医学院继续教育学院院长何仲教授、北京大学护理学院副院长孙宏玉教授、首都医科大学护理学院王艳玲副院长、中国人民解放军总医院原护理部主任、博士生导师王建荣教授、北京大学人民医院护理部副主任张海燕、北京大学第一医院护理部教学护士长李利、北京大学第三医院教学护士长庄小萍等12位专家。会上，课题组成员向与会专家汇报了学院远程护理学（专升本）课程改革的思路、历程和改革方案的设计，参会专家对护理（专升本）专业改革和设计方案的合理性、可行性进行了论证和指导。

专家组对改革前期工作以及课程改革思路、课程体系搭建的合理性给予了肯定，认为我院护理课程体系改革和培养目标的改革以理论为依据，临床实用为导向，改革方案设计基本合理，改革思路较新，但还需要在课程内容覆盖面和难易度、不同课程权重、师资培养、评价模式、改革可行性等方面进行考虑和完善，同时，专家建议小面积内先试行，等等。

（四）课程体系完善与专业教学计划的确定

论证会后，课题组走访了教育相关专家，根据论证会意见，对培养方案进行完善。2013年6月–9月，护理改革小组邀请临床专家进一步细化护理改革方案，分析护理本科层次12项典型工作任务的主要内容、工作过程及工作要求等。在临床实践专家们的积极参与下，每项典型工作任务的背景意义、工作过程和工作内容都进行了充分的讨论和界定。通过三轮研讨交流，完成典型工作任务的描述，解决内容覆盖面及交叉重复问题，确立了12项课程标准，完善了课程体系，并制订了护理学专业（专升本）教学计划。课题组走访北京大学护理学院、首都医科大学护理学院、北京协和医学院护理学院、中南大学护理学院、上海第二军医大学护理学院、中山大学护理学院、福建医科大学护理学院、四川大学华西护理学院等多位护理学专家，就改革方案和教学计划进行咨询、听取意见，确认专业定位和教学计划。同时也走访了相关教育专家，就课程设计、教学方法、评价方式等进行咨询和寻求指导。在此基础上，确立了最终版的护理学专业（专升本）教学计划。

与此同时，课题组也以"护患关系协调与纠纷处理"课程为例，进行了学习领域课程设计和开发试水，探索了课程开发的新模式。

四、开设教改实验班，落实专业教学计划

为稳妥推进改革，确保教学改革效果，根据专家建议，改革方案在小范围内先试行。学院决定在2013秋开设护理学专升本教改实验班（简称实验班），在实验班中执行新的教学计划。实验班与原教学计划并行，2013秋新生自愿选择报名学习。

学院下发了《关于开设2013秋护理学专升本教改实验班的通知》及《关于成立护理学专升本实验班实施工作小组的通知》两个文件推动护理教学改革方案的落地。

实验班确定的招生对象和条件为：取得国民教育系列护理专科毕业证书、并获得护士执业证书或资格证的护理行业在职人员。学生需有强烈的提升职业能力的欲望，接受我院教改方式，并愿意付出时间和精力加强学习过程的投入。2013秋实验班招生32人。2014年在此

基础上扩招 1 个班级，实现招生 62 人。

五、专业课程体系的持续改进与完善

实验班教学开展是改革方案的落地和实现过程，多位临床实践教师参与课程设计和教学过程。为确保改革效果，推进改革方案的落地，每学期开课之前，学院召集任课教师进行课程设计的沟通和筹备会。教学过程中，课题组及时跟踪教学效果，对学生学习进行跟踪和督促，对学习习惯进行指导。学期结束，学院及时组织任课教师进行总结和反思，通过教学阶段总结，对课程体系和教学方案不断修订完善。初步结果显示，通过行动导向的教学，不仅引导学生完成了任务，还在完成任务的过程中，促进了学生对知识的学习获取。但是，学生对新的教学方式存在明显的不适应，尤其表现在第一学年，需要教师特别加以引导，需要学习支持服务人员加强督促和激励。

一个专业的课程体系从设计到运行、评价和改进，是不断完善、螺旋上升的过程。同样，我院在教学改革过程中也会不断地碰到新问题和挑战，持续改进，使之符合学生、行业和学科发展的要求，是学院持之以恒的目标。

护理学专业本科人才培养研究现状分析

刘 玲

【概要】

随着医学模式的转变、健康观念的更新、疾病谱的变化以及卫生保健体制的改革，促进了现代护理专业人才角色发展的多元化，这对护理人才培养的质量提出了更高的要求。面对21世纪经济全球化、教育国际化以及护理学科体系发展，如何培养出满足社会需要，而且具有国际视野、国际竞争力、科学知识与人文精神高度融合的护理人才，一直是我国护理本科教育的努力方向。北京大学医学网络教育学院作为面向在职护理人员开展毕业后教育的院校，在学习了解国内外关于护理教学改革趋势的基础上，持续完善护理本科课程体系建设。本文通过国内外护理学专业本科人才培养目标、课程设置模式、课程设置内容等方面进行综述，以期对我院护理专业课程体系改革提供指导和借鉴。

一、国内外护理学专业本科人才培养目标

培养目标，主要是对学生特点、社会需求、专业知识的研究，是课程设置的前提。关于培养目标，近年来国内外护理教育界都把研究和修订培养目标作为护理本科教育改革的一项重要内容，开展了一系列的研究和实践工作。

（一）国内护理学专业本科人才培养目标

1987年，教育部高等教育司下发《全国普通高等学校医药本科专业目标》，确定护理专业培养目标是培养从事临床护理和护理管理工作的护理师。学生应获得以下知识和能力：基础医学与临床医学的基本知识；常见病、多发病诊治的基本知识；护理学的基本理论知识和操作技术；急、难、重症护理的基本原则和护理操作技术；专科护理和监护的技能；医院护理管理及科室护理管理工作的初步能力；护理教学及科学研究的初步能力。

1996年，北京协和医学院承担了教育部启动的"面向21世纪护理教育课程体系和教学内容的改革"课题，对我国具有10年本科教育经验的11所医科大学的护理系教师进行了关于本科培养目标的调查，总结归纳出我国本科护理教育应达到的12项专业培养目标：①尊重和理解服务对象的价值观、风俗习惯和权利；②应用护理程序为急、慢性和临终患者提供整体护理；③具有护理学及相关学科的理论知识和操作技能；④为个人、家庭和社会提供健康指导和教育咨询；⑤承担低年级护生的专业教学工作；⑥参与社区的健康服务；⑦有效地寻求和利用科研成果，参与护理科研；⑧具有良好的人际交流技巧；⑨运用英语阅读专业书籍，并能进行初步的交流活动；⑩与医疗卫生保健人员有效地合作；⑪初步应用管理的知识，评价自己和其他护理人员的护理质量；⑫独立、持续地获得与本专业有关的新知识丰富自己并促进本专业的发展。

1998年，教育部高等教育司总结了国内19所院校护理本科教育的培养目标如下：①业务培养目标及要求：培养从事临床护理和护理管理工作的护理师。本专业学生应掌握基础医

学、临床医学的基本知识及护理学的基本理论知识和技能，毕业后能够从事高级临床护理和护理管理工作。②毕业生应获得的知识和能力：基础医学和临床医学的基本知识；常见病、多发病诊治的基本知识；护理学的基本理论知识和操作技术；急、难、重症护理的基本原则和操作技术，专科护理和监护技能；医院护理管理工作的初步能力；护理教学和科研的初步能力。

1998 年，第二军医大学修订护理本科教育培养目标，将原来"培养从事临床护理、护理教育、护理管理、护理科研的护理师"，修订为"培养具有教育、科研和管理的基本能力，能够从事预防保健、临床和康复护理工作的高级专业人才"，并围绕总目标，增设了各年度阶段分目标，明确提出学生每一年度应达到的知识与能力标准共 15 项。

2002 年，北京大学护理学院提出护理专业本科教育的总体目标应该是培养出能够贯彻整体护理理念，具有创造性思维和自我发展潜能，胜任全科护士角色要求，并具有一定的研究、教育及管理能力的护理人才。

2009 年，中山大学护理学院根据当前社会的需要，重新制订了本科护理学专业的培养目标，即培养适应我国社会主义现代化建设和医疗卫生事业发展需要的，德、智、体全面发展，比较系统地掌握护理学专业的基础理论、基本知识、基本技能、基本方法和相关知识，具备从事临床护理的基本能力和初步的护理管理、教学、科研能力，具有创造性思维和自我发展潜能的高素质护理专业人才。

（二）国外护理学专业本科人才培养目标

美国护理学院学会 (American Association of Colleges of Nursing，AACN) 在 20 世纪 90 年代研究制定了"美国高等护理教育标准"，主要定义护理学科及护士角色和护理专业教育标准。护士角色包括提供照顾者、协调照顾者和专业成员。护理专业教育包括普通教育、专业价值观、核心能力、核心知识和角色发展。专业价值观包括利他主义、自主性、人类尊严、正直和社会公正，是对护理专业"关爱"的概括。核心能力是沟通能力、技术能力、评判性思维能力及评估能力。核心知识包括伦理、多元人类、全球健康服务和健康服务系统与政策等方面。

澳大利亚的高等护理教育以培养学生临床护理实际操作能力、训练判断能力和解决问题的灵活性及传授评判性思考方法为目标。突出护理专业的特性，重视培养学生的责任心和专业情感以及创造性能力，注意发挥学生的主观能动性。培养目标更强调对护理专业知识的掌握，而不是对医学基础知识的掌握；更强调学生沟通合作能力的全面培养；并以达到澳大利亚护理委员会注册护士能力标准为基本目标；同时也注重大学生的基本素质教育。

英国高等护理教育目标明确，特别强调对学生学习能力的培养。护理学生的核心能力包括学习能力、循证能力、问题解决和决策能力。本科护理实行专科化培养，分成人护理、儿童护理、精神健康护理及先天性智力低下者护理等四个专业方向。护生毕业后可申请注册相关专业。

荷兰将培养目标和基本要求具体细化至各种能力，使标准明确、易于操作。现代护理教育培养目标除注重对学生的健康评估、健康促进和临床护理能力的提高外，还注重对学生人文能力、批判性思维和创新能力的培养。

韩国在护理培养目标的制定上，注重认知及情感方面，强调综合性能力、应对未来能力的培养。

纵观国内、外护理本科人才培养目标，国内的培养目标从学生应具备的知识和能力出发，将重点放在基础医学知识的掌握和护理患者的能力方面的培养，对护理本科毕业生应达到的要求进行了宏观的概括。其培养目标中的能力要求通常是按照传统的学科教学来概括性地规定的，没有明确说明学生应该具备什么样的能力才能达到这些要求，缺乏具体标准。许多医学院校的总体培养目标和专业培养目标分级不明确，有些医学院校的专业培养目标只是总体培养目标的另一种文字表述，内容不够具体、可操作性不强。国外护理本科人才培养目标更重视护理综合性能力、创新能力等专业核心能力的培养，注重专业人文精神的培养，这种教育模式下培养出来的护理人员应具有很强的临床实践能力和较强的职业发展潜力。

二、国内外护理课程设置模式

课程设置是指各级各类学校规定开设的教学科目和各种科目的课时比重的分配。课程设置是整个专业教学计划的核心，科学的、符合专业教学指导思想的、并富有专业特色的课程设置是培养优秀专业人才的基础，科学合理的课程设置是完成教育任务、实现护理教育目标的重要载体。目前，国际上有关护理专业的课程基本分为三种类型，即以学科为基础的护理课程、综合性护理课程和以职业能力为基础的护理课程。

20世纪50年代初，美国经过几十年的探索与实践，形成了以下几种模式：

1. 传统学科亦称分科模式　其特点是以学科课程为基础，由公共基础、专业基础及医学专业课程构成。这一模式历史悠久，系统性强，易于掌握，效果较肯定，因此，仍是当前的主流模式。其弊端是临床前后期课程分离，课程门类繁多，各自强调系统性、完整性，相互间横向联系不强。这类课程现在有两类改革方向：一为以学科模式为基础，进行课程的重组、渗透与新建等合理的整合；二为突破学科模式，进行模式创新。

2. 器官系统模式　该模式打破原有学科模式，按照器官系统构成新的课程体系，华盛顿大学医学院则采用器官系统与学科相结合的课程，并引入相关临床知识，实行横向、纵向联合。这一模式具有基础与临床联系、教学方式灵活等优点。

3. 临床问题为基础的课程模式　由加拿大柯玛斯大学医学院提出，以后在荷兰、澳大利亚、美国采用，这一模式突破学科界限，以卫生与临床问题为基础，组成跨学科课程。分单元学习，共划分6个单元，每个单元设若干问题。这一模式以小组教学为主，可实现早期接触临床，增强学习的目的性与自觉性，但它需要较多的教师，且他们要具有多学科的知识。

4. 课程系统模式　20世纪80年代中期，美国哈佛大学医学院院长丹尼尔创建"新途径"医学课程模式，它是以功能课程目标、功能课程组合、功能课程内容为特征的集群式结构。除了以上几种课程类型外，国内外一些学校把生物医学课程与专业课程进行整合，使课程的内容将正常与异常、形态与功能、用药与护理作为一个整体，有很好的系统性，使得学生能够很清晰完整地学习某一系统的疾病。在1993年爱丁堡世界医学教育会议中，多数专家肯定了"以器官系统为中心"和"以问题为中心"两种课程模式，认为是20世纪世界医学教育改革的里程碑。

2004年开始，美国护理联盟提出"胜任力本位教育"为护理教育的第四代范式。人力资源管理学者黎星于2004年对胜任力的构成进行了研究，将一个职业的胜任力大致分为3类：核心胜任力、专科胜任力和管理胜任力。其中核心胜任力针对某个专业内的每一个从业人员，代表了一个专业最核心的特点和要求，在一定程度上体现了专业的精神面貌和专业文化，无论是高层从业人员还是基层从业人员都必须具备这种类型的胜任力。专科胜任力则是针对不同专科而言的，它体现了各专科所要求的能力和要求，如心血管专科护士的胜任力、危重症专科护士的胜任力等。管理胜任力针对管理岗位的人员。因此，护士核心胜任力属于职业核心能力，它是一种可迁移的能力，使护理人员能够迅速适应岗位变化，顺利进行护理活动，具有普遍性、可迁移性和工具性的特点。同时，当护理的工作任务和环境发生变化时，具备这一能力的护理人员能够在变化了的环境中重新获得新的职业知识和技能，胜任改变了的工作任务。因此，职业核心胜任力的培养有很重要的意义，是提高职业竞争力、体现教育目标和特色的关键。

20 世纪 90 年代以来，我国大部分护理本科院校进行了一系列改革和创新，但传统理念等因素导致相关改革和创新多停留在理论层面或尝试阶段。我国的高等护理教育中大多采用了以学科为基础的护理课程，按系统划分疾病。也有部分采用了综合性护理课程设置，把不同学科的内容按问题或人体系统进行了组合，实行跨学科的综合。北京协和医学院护理学院按照培养目标所提出的知识、能力和素质要求，提出了以综合课程为主的护理专业课程体系。其基本构成为公共和人文修养课程群、专业基础课程群和专业课程群三大部分。在各个部分的具体结构上，选择了渐进式课程设置模式并创立了"人体功能和基本需要模式"。渐进式模式使学生在第一个学期即接触护理专业，体现了以护理为主线的特点。根据综合性课程的特点，将在学科课程中的不同学科综合在一门课程中以减少学习的科目。新课程将护理专业的内容按照人的功能和基本需要组织，形成了 6 门临床课程，其中每一门涉及人体的 1到 2 个主要功能和基本需要。每一门课程都会涉及本领域的正常功能和需要以及影响功能和需要被满足的因素（不同的健康状态），不同年龄段（不同的生命周期）功能障碍和需要不能满足的特点以及护理措施。随着全球医学教育标准和我国医学教育标准的相继出台，如何研究并构建符合我国国情的本科护理教育标准日益受到人们的关注。

我国探讨胜任力本位教学相对于国外起步较晚，目前尚处于方法的探讨阶段，胜任力培养方法还在确定探讨过程中。护理教育包括基础护理教育和毕业后护理教育，毕业后护理教育通常是以培养护理人员的专科胜任力和管理胜任力为目的的，而基础护理教育是护理人员的入门教育，其目的是培养护理核心胜任力。我们可以将护理胜任力本位教育定义为努力为学生创造一个接近临床的学习环境，以培养学生综合应用专业知识和技能，独立处理和解决患者健康问题的能力和良好的专业素质。护理胜任力本位教育具有调动学生学习主动性、改善教学效果、促进教师自我提升、促进教学相长等优势。需要改进的地方包括：对本科生进行核心胜任力本位教育评价体系的系统性、科学性尚不完善、在临床实习生中的应用不足、有限的课时及教学资源限制多种教学手段的运用等。

三、国内外护理课程设置内容

（一）国外护理课程设置内容

1.澳大利亚护理课程设置内容

澳大利亚高校护理教育注重综合性护理课程的开发和创新。综合性课程，如生物科学（Bioscience）课打破人体解剖、组织胚胎、生理学等学科体系，精简、融合多门课程的内容，并按照澳大利亚注册护士岗位能力培养标准，将学科知识进行有机的整合，并始终围绕培养目标的要求，采用"平行式"课程教学模式。医学基础课程与护理专业课程同步进行授课，二者相互衔接、相互渗透，并与临床实习融为一体，学习过程中穿插社会、伦理、法律方面的人文课程和流行病、文献检索、科研方面的课程。澳大利亚三年制本科的课程开设如表1：

表1 澳大利亚护理本科课程开设情况

课程名称（第一年）	学时
护理学（1、2）	39/39
治疗性沟通学	19+20
人体学入门	78
社会和文化（1、2）	26/39
人类行为和健康（1、2）	26/39
社会健康学	52
解剖学	26
健康评估	32+20
应用微生物学	39
生理学	52
课程名称（第二年）	学时
护理学（3、4）	39/26
病理学	26
健康教育	29+10
护理治疗学（1）：理论和实践	90+170
护理治疗学（2）：理论和实践	60+174
家庭护理	40+70
课程名称（第三年）	学时
初级卫生保健	40+90
护理学（5）	40+12
护理治疗学（3）：理论和实践	54+140
护理学（6）	39
护理实践选修	34+70
护理治疗学：精神病护理	34+70
护理治疗学（4）理论和实践	30+104

澳大利亚课程设置中，生物科学课程占9%，行为科学课程占9%，护理专业课程占82%。在护理专业课程中，理论知识占43%，临床见习32%，临床实践占25%。课程设置中更注重人文关怀，其中人文学科包括心理、伦理、社会、法律、家庭、多元文化、管理等内容，占到了全部课程的三分之一。同时课程安排上理论与实践有机结合，每一学期都设有临床实践课，其理论课与临床实践课比例为2：1。

2.英国护理课程设置内容

英国大专和本科学制相同，为3～4年，绝大多数大学都是实行3年制教学。英国护理专业实行专科化培养，课程内容的设置分为两个阶段，第一个阶段学习公共基础课与实践，第二个阶段主要是专业理论与实习，学生可根据入学所选择的专业进入第二阶段学习，可供学生选择的专业有成人护理（16 岁以上，包括急症护理、老年护理、社区护理等）；儿童护理（16 岁以下儿童）；精神健康护理（包括精神障碍与精神异常护理）；先天性智力低下者护理等。在基础课程中，不仅要学习护理的基础知识，还包括健康与社会的知识。而且人体解剖、生理、病理等医学相关知识的学习完全融入护理知识的学习中。基础课程部分的核心课程为护理、健康和社会。这两门课程主要提供必要的护理基本概念和基本知识，介绍与护理相关的社会和心理学方面知识及护理理论、生物科学在护理中的应用等。成人护理部分的核心课程有：护理研究和询问、应用临床生物学、护理性质、病理学和患者护理、护理组织、管理和实践及出院后护理。主要学习各科护理、护理研究及护理管理的基本知识、技能及应用。各课程内容环环相扣，相互衔接。每一课程的学习均是建立在前一阶段课程学习的基础上，系统性强，不重复，学生易于理解和掌握。

3. 美国护理课程设置内容

为了解美国护理课程设置情况，有文献研究了教学和科研水平排名在全美前 36 位的 18 所护理院校的护理本科课程计划，指出美国护理院校护理本科课程按普通课程和护理专业课程分类。其中，专业必修课占必修课总学时数的 57.78%，普通必修课程占必修课程总学时数的 42.22%。根据课程内容，美国护理院校的专业必修课基本相当于中国医学院校课程中的专业基础课和护理专业课。美国的培养模式也是"学科为中心"，但兼顾了对学生、学科和社会的研究。

为比较中美护理课程设置特点，有文献对 19 份美国护理本科教学计划（全部为四年制教学计划）进行分析，得出结果是美国护理本科教育中，各类课程平均学时构成比依次是：临床学科 41.59%、人文学科 36.28%、自然学科 11.06%、生理学科 7.64%、病理学科 3.44%。多数护理院校沿用传统与综合相结合的课程设置，以学科为中心，建立核心课程体系，学科之间进行适当的综合。其人文社会学科、自然学科、生理学科、病理学科四类课程与临床学科基本呈"渐进式"态势，前者逐渐由多到少，后者逐渐由少到多，这样的课程设置模式，突出了护理"专业"与"应用"的特点。美国加州注册护士考试委员会规定，全州所有的学士学位护理教育在内、外、妇、儿等护理的每一门课程中，必须包括个体的健康、保健、营养、药理、性发育及障碍、法律伦理、社会因素、文化与宗教背景等内容。有了这样具体的内容规定，无论各个学校怎样称呼自己开设的课程，都可以突出护理专业特点，达到预期的培养目标。

4. 日本护理课程设置内容

20 世纪 90 年代，随着国民对生活质量和健康水平的不断提高，维护患者权益和尊严、临终关怀等意识观念的普及，护理教育备受重视，加速了护理教育大学化进程，1996 年文部省对护理教育专业课程进行了改革。改革的宗旨是：培养学生广泛的理解能力，从人与自然、社会、文化环境相互作用的观点角度看待问题；培养学生正确的人生观、价值观；培养学生职业道德和工作态度；培养学生科学的解决健康问题的能力；培养学生尊重患者、维护患者权益的意识；培养学生利用人类社会资源和协调人际关系的能力。改革的特点是：教学科目更加细化，并采用学分制，把"临床实习"改为"临地实习"（临床实习的范围限定在医院或医疗机构，临地实习的范围更加广泛）。近年来，面对世界各地灾害不断发生，日本许多护理大学又增设了灾害护理学和国际护理学课程。

（二）国内护理课程设置内容

我国护理专业设置框架原则执行教育部统一标准设置护理本科课程进行教学，各校的护理本科课程结构一致性较高，差异性不大。课程设置的学术自由度较小，课程膨胀过大。我国传统的护理教育中，公共基础课与学校的各个专业相同，没有专业特色，总体上基础医学知识偏多偏细而护理、健康教育、卫生保健等方面知识较少，没有突破传统的临床医学模式，不能有效体现护理专业的特色。多年来，我国护理本科教育将人才培养的重点放在基础医学知识和护理技术的掌握以及护理患者的能力等方面上，所以我们培养的护士在医学基础知识、护理理论和操作技能上，绝不低于国外的护士，许多高难度的技术操作都令国外护士刮目相看。但按美国教育心理学家布卢姆（B·S·Bloom）等人的教育目标分类方法即认知领域、情感领域和动作技能领域三个层面上来看，我国的护理本科教育最欠缺的是第二个层次，从而导致我们培养的护理人员在对护理学科的认识，对护理对象、护理能力、护士角色等方面的认知不够完善和明确，主要体现在注重技术操作，忽视专业能力的培养；注重医嘱的执行，忽视对患者病情的观察和判断；注重治疗性措施的落实，忽视对患者的心理护理和健康指导；注重观察具体的生命体征，忽视患者的感受及与患者的沟通。

为了解课程内容结构的合理性，有文献对1998年出版"中国高等医药院校课程指南"中有关护理学专业的19所护理本科课程计划（参考教育部文件教高[1998]2号附件5)，进行分析后得出各类课程平均学时构成比依次为：临床学科37.84%，人文学科20.87%，自然学科14.66%，生理学科14.44%，病理学科12.91%。从课程开设情况可以看出，我国护理教育模式大多数由公共基础、专业基础、临床专业课三阶段组成的以学科为中心的课程体系。课程设置深受生物医学模式的影响，多以疾病为中心，生物课程较多。虽然人文学科占必修课的20.87%，但人文课程主要以马克思主义哲学、政治经济学、毛泽东思想概论、邓小平理论、英语、体育等为主，这些课程占到了人文课程的80%，较少涉及人的心理、环境、家庭、社会等方面的内容，没有完成向生物-心理-社会医学模式的转变，很难体现现代护理的专业特色。

为了解社会人文课程设置情况，有文献研究了国内开设本科护理教育的47所院校社会人文课程设置状况，结果显示学生选择社会人文课程主要考虑的因素是：自身爱好、加强人文修养、专业发展的需要、提供创造和批判思维能力。学生对学校社会人文课程开设情况满意率为31.5%，但学生对学习社会人文课程付出与所得相比，满意率为42.9%，学生对人文课程必修课与选修课的设置比例不满意率71.9%，87.9%的学生认为选修课的科目和学科范围应该增加。从以上结果可以看出，学生对学习社会人文课程付出与所得相比的满意率高于对学校社会人文课程开设情况整体的满意率，所以可以得出学生自我感觉学习社会人文课程投入的时间与精力相对较少。学生认为本科护理教育社会人文课程设置存在的另外主要问题是社会人文课程内容与护理专业结合不强，占58.0%；教学形式和方法不恰当，占56.6%。60%以上的学生认为应该增加的社会人文课程门类依次为心理类、文学类、艺术类、法学类。而管理类、历史类、经济类、哲学类的选择率则偏低。

作为一名直接服务于患者的护士，必须对历史、文化艺术、伦理、法律等各领域都要有一定的认识和了解，故应增设美学、礼仪、法律等课程。同时，必须认识到人文社科教育仅靠增设课程是不够的，要贯彻"以患者为中心"和"密切联系实际"的原则，避免人文科学与护理实践的脱节，把人文教育同专业教育有机结合，将人文教育渗透到专业课程教学之中。大力挖掘并充分发挥专业课程的人文教育因素，引导学生从不同角度思考问题。临床实践是培养学生动手能力、知识融通和知识迁移能力，解决实际问题能力的关键。在临床实践中重点应放在培养理论联系实际、临床思维及发现、分析和解决问题的能力，激发其创新欲望。

此外，从国内开设护理专业的网络教育院校中抽取 8 所，对其教学计划分析后得出开课率大于 50% 的课程见表 2。可以看出，我国网络院校护理专升本课程模式仍然沿用全日制院校的以学科为中心的课程模式，开设课程大多数与全日制院校设置的相同。相比全日制院校，网络院校开设的主干课程较少，这可能与网络院校招收的对象有专科学历及有一定的临床经验有关。开设 50% 以上的课程以护理专业课为主，人文课程除英语及政治课程外，各院校开设的课程相差较大。医学基础课程开设的比较少，其中西安交通大学网络教育学院的护理专升本课程教学计划里没有医学基础课程。

表 2　我国网络教育院校护理专升本层次开设超出 50% 的课程

课程名称	开设院校比例（%）
政治理论 *	100%
远程学习入门 *	100%
英语	100%
计算机应用基础	100%
护理管理学	100%
内科护理学	87%
外科护理学	87%
急救护理学	87%
护理科研	87%
妇产科护理学	74%
儿科护理学	74%
社区护理学	74%
药理学	62%
医学统计学	62%
预防医学	62%
心理学	62%
护理教育学	62%
护理学导论	62%
病理生理学	50%
健康评估	50%
老年护理学	50%
精神障碍护理学	50%
合计	22 门

* 政治理论包括：马克思主义哲学、毛泽东思想概论、邓小平理论、政治经济学；远程学习入门：其他院校为远程教育学习学、远程学习方法与技术、网络教育学习指导等。

三、小结

通过文献调研发现，国际上已经形成了特色明显、培养目标明确的护理课程体系，注重岗位能力的培养，以人的健康为中心，重视对患者的心理护理和健康指导。在课程设置方面，公共基础知识、医学基础知识明显少于我国，而有较大比例的社会和人文知识。在课程内容方面，注重对服务对象生理、心理、社会、精神等各方面的全面评估；不仅注重对患者患病时的护理，还包括对有高危因素家属的护理和教育；课程内容中均有较大比例的精神、心理卫生以及社区和家庭护理的内容。而国内的护理教育培养目标针对性不强，教育模式单一，教学改革力度薄弱。护理本科教育自20世纪80年代起一直沿用临床医学专业"三段式"教育模式，即医学基础课、临床专业课、临床实习3个阶段，课程设置及大纲要求均参照临床医学生培养方案，不能体现护理专业特色，不利于学生综合素质的全面发展。我国护理成人高等教育普遍存在着普教化倾向，教学计划、课程设置、教材使用及教学内容、教学进度基本套用高中起点本科生的教学模式，因此缺乏符合成人专升本特点的课程设置。

护理专业的实践发展，对护士的综合能力提出了更高的要求，未来的护理人才不仅应具有从事临床护理工作所需的护理学理论知识和临床操作技能，还必须具备广博的人文社科知识和社会适应能力，成为集知识、素质和能力为一身的高级护理专门人才。高等护理教育的目标不仅要培养基本知识及技能，最终目标是使学生获得护理职业领域的胜任力。

远程护理学专业专升本层次课程体系改革路径

刘 玲

【概要】

北京大学医学网络教育学院自 2001 年开展护理学专业专升本层次远程教育以来，在借鉴全日制院校护理学专业本科层次教学计划的基础上，对课程体系进行过多次的修订，但仅限于个别课程的增删，如减少与专科重复的课程，增加人文课程、临床实践需要课程和选修课程等。教学模式仍以学科式课程体系为主，课程内容过多关注学科体系完整性，与工作联系不紧密。随着社会发展，行业对于护理人才的要求不断提高，以学科体系培养的护理人才与护理实践各个领域的要求尚有差距，为适应当前社会发展、行业需求以及在职成人远程学习需要，北医网院提出了基于岗位的课程体系改革。改革的目标是要立足于国际化视野和创新意识，以岗位需求为导向，注重学生护理实践能力的培养和职业素养的提高，为促进护理教育发展和护士职业生涯发展探索出改革新思路。为达成此目标，北医网院成立了护理改革课题组，本文主要从课程体系改革方向探索、基于护理岗位能力需求的改革方法探索、工学结合一体化课程开发实践等三个阶段介绍了课题组对护理学专业专升本层次课程体系改革路径探索过程。

一、护理学专业课程体系改革方向探索阶段（2011 年 11 月—2012 年 6 月）

课题组对护理行业政策、培养目标、国内外护理本科课程设置情况等文献调研的同时，为更好地了解学生以及行业对当前护理专升本课程设置的意见和建议，进行了学生调研及用人单位需求调研。

（一）学生调研

我院护理专升本的招生对象为取得国民教育系列护理专科毕业证的在职人员，了解学生的特点、学习习惯以及对原有课程设置的意见对课程体系改革有很重要的参考意义。

选取 2012 年学院所有在籍 11810 名学生为普查对象；从 31 家校外学习中心护理学专业学生中随机抽取 84 名学生为访谈对象。对全院学生的调查采用了自制的调查问卷，从基本信息、学习目的、课程学习重点、对课程的关注点以及对当前课程设置的意见和建议等方面进行调查，共有 49 个封闭性题目和 3 个开放性题目。问卷在网上学习平台利用学生预约考试之际进行强制调查，有效问卷回收率为 100%。对 84 名护理学专业学生采用的是访谈方法，在访谈前对北医学区的 5 名护理专升本学生进行了预调查，通过预调查确定访谈内容并实施访谈。调研结果如下：

1.护理专升本在籍学生基本情况

我院 2012 年所有在籍 11810 名学生中，护理专升本学生共 4763 人，占 40%。其中，男

50 人（占 1%）、女 4713 人（占 99%），年龄多在 21～30 岁（占 70.3%），大多数为初级职称（占 89%），主要来自三级医院（占 62.8%）。结果详见表 1。

表 1　北京大学医学网络教育学院护理专升本在籍生情况调查

项目	层次	性别		年龄					职称			医院类型		
	专升本	男	女	≤20	21～30	31～35	36～40	≥41	护士	护师	主管护师及以上	三级	二级	其他
人数（人）	4763	50	4713	53	3349	856	296	209	2380	1858	525	2993	1049	721
比例（%）		1.0	99.0	1.1	70.3	18.0	6.2	4.4	50.0	39.0	11.0	62.8	22.0	15.2

2. 学生的学习习惯

对我院所有学生的学习习惯调查发现学生的学习目的主要是为了更好地适应工作或者寻找新的工作机会（占 55.3%），学生学习时间有限、以业余时间学习为主（占 46.8%）、一般缺乏规律（占 19.8%），有限的时间里希望能学习有用的、与实际工作相关的知识。94.9% 的学生都会遇到学习与工作的冲突，冲突的主要原因是工作压力大（占 83.3%）。

3. 学生的学习需求

学生学习的目的主要是为了更好地适应自己的工作（占 55.3%），其次为提高学历（占

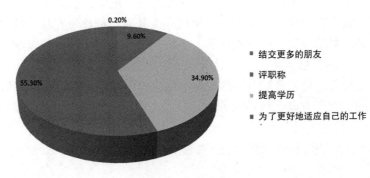

图 1　学习目的

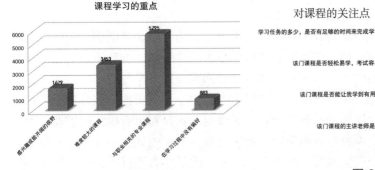

图 2　课程学习的重点

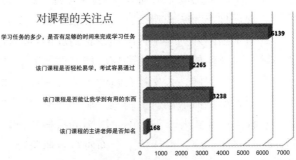

图 3　对课程的关注

34.9%）。课程学习的重点是期望学习与职业相关的专业课程（占 49.1%）。对课程的关注点，更注重学习任务的多少，是否有足够的时间来完成学习任务（占 52%），结果见（图 1-3）。

4.对原课程体系的意见及对课程改革的建议和需求

通过访谈提示：学生普遍对能满足临床需求的课程感兴趣，如临床护理学、护理管理、护理教育、护理药理学，其次是人文课程如心理护理和护理研究。教学方法方面建议增加情境教学、案例教学等方法，增加护理查房课程、实操课件等。认为护理研究、统计学、免疫学、英语、生物化学难度大。急危重症护理方向得到了大多数学生的认同，比较一致的看法是危重护理方向会带来护理上的高端技术，对临床工作很有帮助。除了急危重症护理方向外，大家更期望增加康复护理和营养护理，还有个别的学生提到助产方向课程。学生选择意愿由高到低的专科护理方向课依次是：急危重症护理方向、社区方向、肿瘤方向、老年方向、助产方向、口腔方向、血液净化方向和传染病方向。选择方向课的原因依次是个人职业发展需要、丰富自己的专业知识、岗位能力提升需要、临床实际工作需要、个人职称提升前准备和未来工作岗位可能有变动等。

（二）用人单位需求调研

基于岗位的课程体系改革，无疑岗位需求调研是非常重要的。为充分了解行业和用人单位的需求，以及对护理专升本课程设置的意见和建议，课题组分别于 2012 年 3 月 13、20 日对来自 20 家医院 34 名护理部主任或护士长进行了座谈。座谈的内容主要包括：①对护理专升本原课程设置的建议。②护理学专业方向课排序。③基于岗位需求护理学专业课程改革的建议。

座谈结果显示：在对现有的护理专升本课程设置讨论中，临床一线人员认为需要程度最大的 5 门课程是临床护理学、护理教育、护理人文基础、护理研究和护理管理；需要程度最小的 5 门课程是医学遗传学、医学免疫学、生物化学、病理学和预防医学；建议增加的课程有护理新技术、人际沟通技巧、临床思维训练、解剖、生理、论文写作、英语、健康教育与促进、护士礼仪等。对于今后开设的专业方向选修课设置的建议是：急危重症方向、肿瘤方向、老年方向、社区方向、传染病方向、口腔方向、血液净化方向和助产方向（按排序先后）。他们认为，护理本科毕业生与专科毕业生相比在临床思维及长远工作能力方面有很大优势，护理本科生应更注重临床思维及工作能力的培养。

（三）对课程体系改革方向的启示

通过对文献调研、学生需求调研、用人单位需求调研，主要有以下启示：

1.基于国家的政策调研，课题组明确了护理课程体系改革的大方向：坚持以岗位需求为导向，促进理论与实践相结合，培养临床实用型人才。

2.对于国内外护理本科课程设置情况的调研提示课题组：培养目标要明确，要有专业特色，注重对学生的综合素质和核心能力的培养；课程体系可减少基础医学知识，适当增加健康教育、卫生保健、人文社会科学等方面知识；要调整必修课及选修课的比例。

3.用人单位需求调研了解到，临床正在实行"以患者为中心"的责任制整体护理工作模式，这种工作模式要求护士不是医嘱的机械执行者，护理也不仅是对患者机体的护理，而是强调心身整体护理，责任护士全面履行专业照顾、病情观察、治疗处置、心理护理、健康教育和康复指导等职责。为适应护理实践发展的需要，考虑在改革原有课程体系时，增加心理学、人文和社会科学知识的比重，增强人文关怀意识。同时，为满足十二五规划的专科发展要求，搭建方向课程时，考虑开设急危重症、肿瘤、老年、社区等专科方向。

4.通过学生调研可以看出，成人学习者的学习目的是与需要相关的，他们学习自己愿意学的内容，并清楚地知道自己要达成的目的。如果确信学习内容有用，便会投入更多的时间和精力。同时，由于学习时间有限，更关注学习任务的多少，对一些他们认为没用的内容，会选择不学。成人学习者以问题为中心，以目标为导向，这就意味着，课题组必须从帮助学生实现其目标的角度设计课程，即课程必须突出实践性和应用性。

总之，经过对文献调研、学生需求调研、用人单位需求调研结果分析后，课题组明确了在坚持以岗位需求为导向、培养临床实用型人才的大方向下，改革课程体系时应充分考虑学生的背景，围绕学生的需要，制订专门的课程体系，突出护理学专业特色，破除以传统生物医学模式为导向的课程体系，建立以整体护理为导向的新课程结构。参考传统课程设置的同时，突破学历教育的束缚，打破传统的学科性教学体制，采取"因需施教"的教学原则等。创建以综合性课程为主，同时以人为本，以满足人的整体健康需求为导向的体现现代护理特点的专业课程体系。护理学专业是一门操作性和实践性很强的学科，护理实践中的复杂性、社会性决定了它是一种对综合素质、动手能力、解决问题能力要求很高的专业，这就意味着护理人才培养必须重视综合职业能力的培养。

二、基于护理岗位能力需求改革方法探索阶段（2012.6 — 2012.12）

为了明确护理岗位需要的能力，课题组进行了与岗位能力相关的文献调研。在调研过程中，课题组查到首都医科大学护理学院正在做这方面的改革，为更好地了解其改革的方法及内容，课题组于2012年6月5日对首都医科大学护理学院吴瑛院长进行了访谈。访谈内容包括改革方法、改革后课程体系、教学方法及评价方法等。通过这次访谈对我院的改革有很大启发，胜任力本位课程改革方法值得借鉴，但由于培养对象不同，在改革中还要考虑我院学生的需求。随后，课题组开始了护理岗位能力研究的阶段。

（一）行业调研

为了解国内外护士能力培养状况及能力本位教育课程开发模式及培养方法，课题组从国内外护士能力、人力资源能力素质模型及能力素质词典、能力本位教育的相关理论及方法等几个方面进行了文献调研。通过对文献资料的调研，课题组对胜任力本位教育及护理岗位胜任力有了一些了解，以澳门刘明注册护士能力框架以及人力资源公认的能力素质词典及能力素质模型为基础，结合我国护理行业发展趋势、护理工作任务的改变、护士角色的转变，初步确定我院的护士核心胜任力框架，包括7个维度，65个条目。根据初步确定的护士核心胜任力框架，设计了调查问卷，对北京大学5家附属医院及中国人民解放军总医院护士、医生共47人进行问卷调查，完善能力指标。调查问卷涉及七个维度，65个条目：临床护理能力（13项）、人际交往能力（9项）、评判性思维能力（12项）、管理能力（9项）、教育咨询能力（6项）、专业发展能力（6项）及职业素养（10项）。每个条目从"很不重要"到"非常重要"一共有5个选项，对应的分值是：很不重要=1分，不重要=2分，一般重要=3分，很重要=4分，非常重要=5分。由临床一线人员进行勾选，并进行相应说明和提出意见、建议。条目得分统计情况见图4。

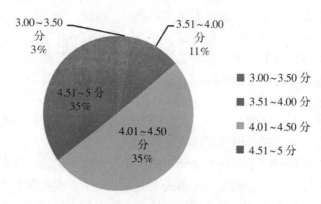

图 4　护士核心胜任力调查结果

　　从图中可以看出，86% 的条目（56 个条目）得分在 4 分以上，9 个条目得分在 4 分以下。根据被调查者的建议，删除了 5 个条目，分别是：22 题：能进行外语交流；23 题：在临床紧急情况下，能分析和确定出首要危机；26 题：做出有依据和经过良好判断的临床决定；34 题：能协助临床研究资料收集；52 题：能跟踪有关医疗卫生系统的新动态和信息。并对另外 10 题进行了修改。对七个维度的重要性排序依次为：临床护理能力、人际交往能力、职业素养、评判性思维能力、专业发展能力、管理能力及教育咨询能力。根据调查结果，将原框架修改为 7 个维度 60 个条目。

　　依据修改后的护士核心胜任力框架修改调查问卷，对包括医院护理部主任、护理学院负责教学院长以及护理行业主管领导等 7 名专家进行了问卷调查及访谈，调查结果显示所有 60 个条目得分均在 4 分以上，专家对本科护士核心胜任力的架构持肯定态度。其中第 1 题：全面评估护理服务对象的身、心、社会及精神方面的健康状态；第 2 题：发现护理问题，确定患者最迫切的需求并将其纳入护理计划中；第 9 题：熟练护理操作；第 21 题：与患者及家属沟通及合作；第 51 题：对自己的工作负责任；第 53 题：出现差错能够及时上报，积极主动采取补救措施，七位专家都认为非常重要。专家与一线工作人员打分差异比较大的条目是：第 10 题：实施、配合抢救（专家排序靠后）；第 31 题：合理安排护理措施优先顺序（专家排序靠后）；第 26 题：能在面对复杂的问题或现象时，分析和确定关键问题所在（专家排序靠后）；第 34 题：监控护理质量（专家排序靠后）。专家与临床一线护士排序差异较大的条目是：除以上 4 题外，第 33 题：管理物品能力（专家排序靠前）。专家与医生的排序更贴近，差异性大的条目是第 10 题：实施、配合抢救（专家排序靠后）。

　　结合临床一线人员及行业专家的调查结果，形成我院最终的本科护士核心胜任力框架，见表 2。

表 2　本科护士核心胜任力框架

本科护士核心胜任力框架			
维度	定义	序号	具体条目
临床护理能力	临床护理能力是指能够对服务对象进行全面的评估，准确的计划，及时有效地照护，促进其舒适与康复，并能对护理活动结果进行准确评价	1	全面评估护理服务对象的身、心、社会及精神方面的健康状态
		2	发现护理问题，确定患者最迫切的需求并将其纳入护理计划中
		3	制订护理计划
		4	鼓励患者及家属参与制定和执行护理计划
		5	建立长、短期护理目标
		6	按照护理计划实施精确、安全、全面和有效的护理
		7	仔细监测和记录患者的病情进展
		8	协助检查和治疗
		9	熟练护理操作
		10	实施、配合抢救
		11	提供健康指导
		12	对患者及家属提供情感上的支持
		13	评价和反馈护理效果
人际交往能力	人际交往能力是指医疗护理实践操作中，同护理工作者联系的人与人之间的交往关系。包括与周围环境建立广泛联系和对外界信息的吸收、转化能力，以及正确处理上下左右关系，建立或维持友善、和谐关系的能力	14	接受患者与关心患者
		15	为满足患者的需要与健康队伍中的其他人员进行协调和合作
		16	清楚地口头表达事实、思想观点和看法
		17	书面表达条理清楚，文字恰当
		18	认可个人或群体信仰和文化习俗的差异
		19	根据他人行动适当调整个人行动
		20	以信守诺言、敢于承担责任的行为与他人建立相互信任关系
		21	与患者及家属有效沟通
评判性思维和科研能力	评判性思维能力是指基于充分的理性和客观事实而进行理论评估与客观评价的能力与意愿，用循证护理的方法为临床护理决策提供依据	22	在临床实践中，能寻找多种方法来解决问题
		23	用实践经验及自己的知识评判他人所提出的理论
		24	能预见性地观察到威胁患者生命安全的病情变化
		25	能全面系统地分析各部分和各环节中的复杂因果关系，选择和制定系统的方案计划
		26	能在面对复杂的问题或现象时，分析和确定关键问题所在
		27	能综合分析不同来源的资料
		28	能将相关的研究结果运用于护理实践
		29	能全面、准确地分析所收集的临床护理资料
		30	能用多种方法查找相关研究资料

管理能力	管理能力是指能够通过计划、组织、人力资源管理、领导、控制五个管理职能，达到保证护理管理效率的目的	31	合理安排工作优先顺序
		32	有效控制工作时间
		33	管理物品能力
		34	监控护理质量
		35	管理病区环境
		36	能用积极的方式解决工作上的矛盾冲突
		37	协调护理与相关人员（患者、家属、医生、卫生技术人员等）之间的关系
		38	接受并采用建设性的批评和建议
		39	能提出预防病房内交叉感染的计划
教育、咨询能力	教育、咨询能力是指运用教与学的基本原理有效地指导临床实习生、低年资护士，并对服务对象实施有效的健康教育及心理咨询	40	对护士及其他工作人员提供指导
		41	评估患者、家属和低年资护士学习需求
		42	采用合适的患者及家属教育策略
		43	随时向患者提供健康教育
		44	拟定低年资护士的培训计划
		45	指导和帮助低年资护士适应新的工作环境
专业发展能力	专业发展能力是指能够积极维护和提高个人及团体专业形象；明确个人的发展方向，不断更新知识，提高自己的专业水平；积极参加护理专业团体的各项活动	46	明确自己的学习需求
		47	意识到自己的长处和局限性
		48	展现出个人发展方向
		49	明确专业组织（如护理学会等）的作用，并积极参与
		50	把握个人及专业发展的学习机会以提升个人能力
职业素养	职业素养是指除专业以外，在职业过程中表现出来的包含职业道德、职业行为、职业作风和职业意识等方面的综合品质	51	对自己的工作负责任
		52	能够控制负面情绪和消极行为，继续完成工作任务
		53	出现差错能够及时上报，积极主动采取补救措施
		54	根据法律要求和组织机构政策开展护理实践活动
		55	尊重患者或委托人的隐私权
		56	依照护理实践法律条文履行护理职责
		57	监督并报告医疗护理实践的渎职行为
		58	在护理实践中尊重服务对象的自我选择和决定的权利
		59	维护患者医疗、护理数据的机密性和安全性
		60	维护患者或群体的权利

（二）学生调查

为了解学生具备的能力情况，课题组设计了学生调查问卷，问卷包括两部分：第一部分是学生对 7 个维度、60 个条目的能力进行自评，每个条目分为 5 个等级，从"无法做到"到"基本能全部做到"一共有 5 个选项，对应的分值是：无法做到 =1 分，大部分无法做到 =2 分，部分能做到 =3 分，大部分能做到 =4 分，基本能全部做到 =5 分；第二部分是对缺乏的能力进行选择及排序。利用约考期间，对 2012 春护理专升本新生进行核心胜任力问卷调查，发放问卷 2101 份，回收 1636 份，有效问卷回收率 77.87%。

调查结果显示，所有学生对自己 60 个条目能力的评价都在 4 分以上（满分 5 分），其中评分最高的为职业素养（4.52 分），评分最低的为评判性思维和科研能力（4.38 分）。分析这种结果的产生除了调查问卷的设计缺陷外，还与学生很难客观评价自己具备的能力有关。所以，学生能力的调研结果仅供参考，不能作为北医网院确定培养方向的依据，学生能力调研结果见图 5。

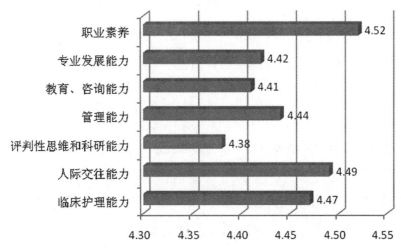

图 5   2012 春护理专升本新生对能力的自评结果

（三）专家访谈

根据本科护士核心胜任力框架，课题组参考国内相关领域权威专家出版的教材及不同层次职业资格要求，对各能力条目进行分析并尝试匹配知识点。但在匹配过程中，课题组发现用这种方法匹配的知识点还不足以支撑各能力，而且在能力匹配知识点上也很难找到理论依据。为从能力到课程的转化更加科学，课题组进行了课程搭建方法方面的文献调研，同时决定走访专家找寻方法。

在走访过程中，多数护理专家对我院形成的本科护理岗位能力框架还是很认可的，但对于能力转化成知识点的方法方面，建议我们咨询教育方面的专家。文献调研中，课题组发现能力本位教育课程开发方法源于职业教育，是否可以采用职业教育课程开发的方法来解决我们的难题？调研了相关文献后确定：远程教育是继续教育的新模式，是继续教育发展的方向，继续教育是以成人为主要对象的，是关于职业的教育。同时，通过对教育部职业教育与成人教育司的领导访谈也确定了护理教育属于职业教育的范畴。职业教育的课程开发方法值得借鉴。

在查找文献的同时，课题组也找到了职业教育课程开发方法的书籍：由华东师范大学徐国庆编写的《职业教育项目课程开发指南》及北京师范大学赵志群编写的《职业教育工学结合一体化课程开发指南》。这两本书中的课程开发方法及指导思想与我院的课程体系改革方向相符，课题组决定走访职业教育的专家。

之后，课题组走访了北京师范大学职业与成人教育研究所赵志群所长，对能力如何搭建课程等内容进行了访谈。赵所长认为，从能力很难匹配出知识点，如果匹配出知识点，也是对看得见、摸得着的能力点分析而对工作过程没有考虑，也没有对能力形成过程的分析，因此很难做到技能、知识与态度的一体化和集成。同时也难以深入挖掘出像"工作思维"这些深刻的职业内涵，这种课程开发方法更适合培训。在了解了北医网院的基本情况及学生背景后，赵所长认为源于德国的典型工作任务课程开发方法更符合我院的改革目标，按照职业生涯发展规律搭建的课程也更符合行业的需求，建议我们采用这种课程开发方法搭建课程。

（四）对课程体系改革方法的启示

课题组搭建的本科护士能力框架虽然得到了专家的认可，但由能力搭建成课程没有找到合适的方法。职业教育课程开发强调职业教育知识应来自于岗位或工作过程分析的过程。强调以工作任务、工作过程为参照点设计课程，强调"知识到能力"的过渡，主张以在真实或虚拟情境中的实践活动为实施手段的"能力本位"教育观。典型工作任务的课程开发方法，关注工作过程的整体性和完成任务所需的创造性和隐性能力，能满足我院专升本学生职业发展的需求，也能满足行业对护理人员要具备综合职业能力的要求。经过综合论证，课题组确定采用工学结合一体化课程开发模式建构护理（专升本）专业课程体系。

三、工学结合一体化课程开发实践探索阶段（2013.1—至今）

依据工学结合一体化课程开发流程（图6），课题组进行了护理学专业专升本课程体系开发实践。

（一）实践专家研讨会的组织

前期的调研中已经对行业情况进行分析，接下来就要依据工学结合一体化课程开发流程

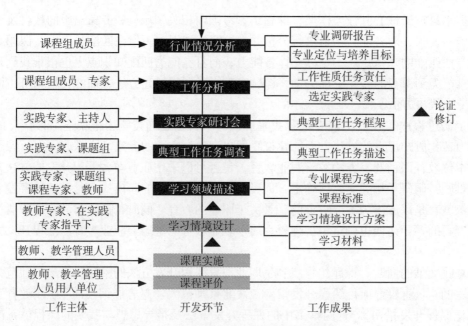

图6　工学结合一体化课程开发流程

进行工作分析，第一个环节就是挑选实践专家。根据挑选实践专家的标准与要求：与我们所开发的教育层次一致（最终学历为本科）、持本科学历在临床工作十年以上，课题组确定了13名来自临床各级医院的实践专家，召开了临床实践专家研讨会。在赵志群教授的主持引导下，临床实践专家首先回顾了个人的职业历程，经过赵老师的分析、整理，将所有专家的职业发展历程总结为学徒期、独立工作期、骨干期、独立管理期（科研、带教）等四个阶段。接下来，专家采用头脑风暴法开始对每个阶段要完成的任务进行描述，初步找出了各阶段具有挑战性和有助于提高能力的代表性工作任务。最后，专家们在赵老师的引导下，经过反复讨论和确认将相似任务进行归类并找到了一个统一的标题，同时重新整理了标题顺序。这些标题就是典型工作任务的名称，包括职业认识、初级临床护理、临床评估、常见病护理、急危重症护理、院内外突发事件处理、疑难与复杂护理问题处置、护理教学、护理工作的组织与管理、护理行政管理、医患关系协调、护理科研和护理质量监控等13项典型工作任务，由此初步确定了护理本科层次典型工作任务框架和大致内容。

（二）典型工作任务的描述

临床实践专家研讨会后，课题组人员及实践专家分组对13项典型工作任务进行描述。描述内容包括：典型工作任务说明、确定工作对象、工具、设备、材料、工作方法、劳动组织及工作要求等。描述的是工作过程，思路是先对工作对象、工具设备材料、工作要求等进行描述，然后再用"干活的过程"（即工作过程）把它串起来，就是整个任务的描述。

描述过程中，课题组及临床实践专家发现13项典型工作任务中有些任务的描述可能存在重复。为解决这一问题，课题组决定召开第二轮的临床实践专家访谈会，邀请参加过第一次实践专家研讨会的13位专家，对各典型工作任务内容进行重新梳理界定。由于我院护理专升本的培养对象是取得护士执业资格证书及具有专科毕业证书的在职成人，已经具备初级临床护理的基本知识和技能，"初级临床护理"这一典型工作任务不再作为必修课程学习，可以作为个别学生的补充选修。同时也对典型工作任务名称、基本内容进行讨论确认，由此，确定了基于典型任务的学习领域课程体系。

（三）课程方案的形成

由12项典型工作任务转化而来的学习领域课程作为护理学专业专升本层次的专业必修课程，结合前期调研结果，兼顾学生特点和教育部相关要求，前期增加了大学英语、计算机应用基础等公共必修课程，后期增加了专业拓展类及兴趣爱好类的选修课程，初步形成了北医网院护理学专业（专升本）教学计划。

为了进一步完善教学计划，课题组组织来自主管部门、护理学院负责教学的院长、继续教育学院院长、医院中负责教学的护理部主任及教师以及远程教育的专家共12人对我院护理学专业（专升本）课程体系改革设计方案合理性、可行性进行论证和指导。专家组肯定了课程改革思路和改革后课程体系的合理性，认为我院的护理课程体系改革和培养目标的改革以理论为依据，临床实用为导向，改革方案设计基本合理，改革思路较新，但还需要在细化培养目标、课程内容覆盖面和难易度、学分权重、师资培养、评价模式等方面继续完善。

论证会后，课题组再次邀请临床实践专家进一步细化护理改革方案，分析护理本科层次12项典型工作任务的主要内容、工作过程及工作要求等。在临床实践专家们的帮助下，对每个典型工作任务都进行细化，每项典型工作任务的背景意义、工作过程和工作内容都有了新的界定。结合论证会专家的建议和细化典型工作任务后的成果，课题组形成了最终的护理学专业（专升本）教学计划。

（四）课程标准的确定完善

为了进一步完善课程体系及教学计划，课题组组织来自15家医院的护理部主任和临床护理实践专家进行了座谈。座谈的主要目的是对改革后的课程架构的搭建顺序、逻辑关系进行讨论。参会的临床护理部主任一致认为我院目前的改革思路非常贴近临床的需要，从新手到专家的培养思路与临床实际需求是一致的。但是，部分专家对课程结构不理解、不认同，对其学科完整性表示质疑。

为解决参会专家提出的问题，课题组第三次召开了临床实践专家典型工作任务课程标准座谈会。会上就急危重症护理、疑难与复杂护理问题处置、护理工作的组织与管理和护理行政管理等内容重复的典型工作任务进行了最终的界定，并取得了与会实践专家的一致肯定。临床实践专家根据讨论结果，完善了12门学习领域课程的课程标准。

同时，针对典型工作任务课程开发能否达到护理专升本层次培养目标的要求，以及在课程开发和教学实施过程中，需要注意哪些方面等问题，课题组开展了学科专家走访咨询，认真听取了四川大学华西护理学院前院长李继平教授、中南大学护理学院院长唐四元教授、上海第二军医大学护理学院姜安丽教授、中山大学护理学院前院长尤黎明教授、现任院长谢文教授等几位专家的意见和反馈。各位专家对护理课程体系改革方案给予了充分肯定，认为改革思路非常好，贴近临床实际，同时考虑到学生特点，有助于培养岗位需要的应用型人才。各位专家针对培养目标、学时分配、课程设置、任务情境设计、评价方式、改革的难点等提出了宝贵的意见和建议。走访结束后，课题组认真总结每位教学专家的意见，汇聚各方智慧，进一步完善了改革方案，并按照新的教学计划陆续启动12门学习领域课程的设计与开发。

四、小结

北医网院护理学专业改革后的课程体系已经全面上线，并以实验班的形式在小范围试行。改革后的课程体系在试行过程中，也发现了一些问题，比如学生对于任务导向教学法不适应，跟不上学习进度；学生每阶段学3~5门课程，每门课程2~4个学习任务，任务量大；教师在教学过程中需要对每个学生进行个性化指导，工作量大；任务难度越来越大，学生完成困难等。为解决这些问题，保证教学质量，课题组及教师每个阶段都在不断地对教学情况进行总结，对教学方案进行修订和完善。

课程体系的改革是一项系统工程，需要课题组、临床专家、教师、学生等多方面配合与支持才能实现。虽然改革成果有待于进一步验证，但是我院的护理课程改革方法是一次很有意义的积极尝试，希望能给对护理学专业课程体系有同样思索和研究的教育者有所帮助和启发。

附件 1：护理学专业专升本层次课程体系改革工作列表

（2011 年 11 月 — 2015 年 3）

工作列表	
时间	内容
2011 年工作记录	
11 — 12 月	文献调研：护理行业政策、培养目标、国内外护理本科课程设置情况
12 月中旬	选取北医学区 2009 秋护本学生做初步访谈，确定访谈提纲
12 月下旬	对北医学区 2009 秋、2010 春护理专升本学生进行访谈
2012 年工作记录	
1 月	访谈结果交流、分析
2 月	设计学生调查问卷、确定行业调研内容及时间
3 月	学生调研、学习中心访谈调研
3 月	行业调研：13 日及 20 日对来自 20 家医院 34 名护理部主任或护士长进行座谈
4 月	统计学生调查结果及行业调研结果
4 月 — 5 月	课题组总结分析调研结果，讨论改革方向
6 月上旬	课题组对吴瑛院长专访：了解首医护理教学改革思路
7 — 8 月	文献调研：护理岗位能力文献调研
7 月下旬、8 月上旬	课题组护理改革进展阶段汇报，讨论形成护理改革技术路线 -1
9 月 11 日	改革进展阶段汇报，讨论形成护理改革技术路线 -2
9 月	文献调研：护士核心胜任力，讨论形成护士核心胜任力第一稿
9 月下旬 — 10 月中上旬	对北医 5 家附属医院及中国人民解放军总医院临床护士、医生进行关于护士核心胜任力问卷调查并统计分析
10 月	10 月 18 日，核心胜任力调查结果汇报，讨论形成护士核心胜任力第二稿
10 月中旬	学生调研：对 2012 春护理专升本学生进行核心胜任力问卷调查
10 月下旬	对护士核心胜任力第二稿进行专家调查、访谈
11 月上旬	课题组讨论搭建课程体系思路，根据能力维度配备相应知识点
11 月下旬	护理改革进展阶段汇报：课程体系搭建
12 月	文献调研：职业教育理论及课程开发思路；整理护理改革相关文献，书写护理专业改革调研报告
12 月中下旬	专家咨询：教育部职成司刘杰、中华护理学会应兰、北师大职业与成人教育研究所赵志群
2013 年工作记录	
1 月	1 月 17 日，召开临床实践专家访谈会，确定典型工作任务
1 月	1 月 22 日针对 1 月 17 日专家访谈会情况，讨论搭建课程体系思路，初步确定课程框架
1 — 2 月	整理护理专升本教学体系改革调研报告，讨论典型工作任务的描述及课程体系搭建的思路

3—4 月	护患关系维护与纠纷处理工作任务描述、学习目标描述、学习组织形式方法描述、评价方式描述
4 月	4 月 7 日，第二轮临床实践专家访谈会，对各典型工作任务内容进行重新梳理界定
4 月	4 月 15 日，拜访咨询赵志群教授
5 月	确定专业改革方案，准备论证会
5 月	5 月 23 日，护理专升本课程改革论证报告会
5 月下旬	梳理改革方案，完善实施计划
6 月	6 月 14 日邀请临床专家细化典型工作任务
6 月	6 月 18 日，学院内部召开 13 秋护理专升本专业教学计划说明会，护理改革实验班文件正式下发
7 月	7 月 25 日，护理部主任及临床护理实践专家座谈会，完善课程体系及教学计划
8 月	听取专家意见，进一步完善典型工作任务框架、描述。
9 月	9 月 10 日，召开临床实践专家课程标准及课业计划讨论会
10 月	第一期护理实验班开课及开学典礼
11 月	实验班运行中阶段面授辅导
9 月—12 月	护理学科专家走访
2014 年工作记录	
1—2 月	课程设计
3 月	课程结束小结，对学生进行表现性评价
3 月	3 月 15 日实验班第二学期开班及面授辅导
5 月	实验班中期面授辅导
6 月	6 月 11 日，组织第二轮远程护理学专业（专升本）课程改革中期汇报会
7 月	7 月 25 日，组织远程护理学专业（专升本）课程结束总结培训会
8 月	推进 4 门课程落实，护理学专业认识课程准备；推进专病综合训练课程的开发
9 月	护理学专业问题研究课程的推进，护理综合包课程的推进，讨论护理工作的组织与管理课程的平台构建
9 月	实验班课程运行总结及改进方案
9 月	9 月 13 日，2013 秋实验班开课前面授
9 月	9 月 27 日第二期实验班开学典礼，47 位同学参加
10 月	10 月 10 日，护理专升本课程改革课程设计交流会
11 月	11 月 17 日，去海军总医院交流介绍北医网院的教学改革，期望一起参与课程评价，建设基地
11 月	总结学生学习情况，对课程运行进行改进
11 月	11 月 20 日，课题组参与国家开放大学助力计划骨干师资研修班，分享护理专升本课程运行的经验
12 月	12 月 2 日，召开护理学专业课程建设小组会，专访 6 位老教师
12 月	12 月 9 日，专访北京大学第一医院外四病区护士长李晶，讨论专病综合训练课程建设
12 月	12 月 10 日，专访北京大学第三医院童素梅护士长，讨论复杂疑难疾病护理课程建设

12 月	12 月 23 日，拜访中华护理学会秘书长应兰，同仁医院护理部韩杰主任
12 月	12 月 27 日实验班面授课
2015 年工作记录	
1 月	1 月 9 日，走访世纪坛医院薄雅萍老师，交流实验班运行问题
1 月	1 月 20 日，护理实验班课程教学工作总结研讨会
1 月	1 月 22 日，与资源开发部讨论专病护理课程建设
1 月－2 月	走访北京大学第三医院、仁和医院、999 急救中心、309 医院的实验班学生，收集问题
2 月	2 月 9 日，走访北京大学第一医院丁炎明主任，签订课程开发协议
2 月	2 月 10 日，召开护理课程标准完善与下学期课程教学筹备会
3 月	3 月 14 日，对 2013 秋及 2014 秋实验班学生进行面授辅导
3 月	3 月 20 日，走访北京大学人民医院张海燕主任，讨论护理实验班毕业实习的设计
3 月	3 月 27 日，与赵志群教授就我院学术会议和护理改革成果整理出版事宜进行沟通

基于岗位需求的远程课程体系改革的实践研究

夏素华

【概要】

目的 探索构建基于岗位需求的远程护理学专业专升本课程体系。

方法 遵循"从初学者到专家"的职业成长规律，按照工作过程系统化，即工学结合一体化的课程模式搭建课程体系。

结果 课程体系将专业基础课程与专业课程进行融合，根据岗位实践和发展需要设置相应课程。同时增加了选修课程的比例，满足不同学生学习的需求。

结论 打破学科界限，按照职业成长发展规律搭建课程体系并实施教学，符合在职成人学习需要，不过还需要不断实践和完善。

远程护理学专业专升本课程是针对专科毕业的护理人员开展的在职成人学历教育。我国网络教育学院从 1998 年作为现代远程教育的试点，目的是通过计算机技术和网络技术，探索高等教育的新模式。国内网络教育的课程主要沿用全日制院校的以学科为中心的课程体系，并做部分增减，结合岗位需求的内容及形式比较少。有研究发现，我国的公共基础课程占总学时的 23.1%，其中政治、英语占很大比重，对人文精神培养关注较少，同时医学基础课程门数多，专业课程占比相对不足，很难体现现代护理的专业特色。北京大学医学网络教育学院在 10 余年的发展过程中，虽然不断结合临床和专业发展的需要，对护理学专业专升本的教学计划进行过多次调整，但是仍旧没有摆脱生物医学模式。课程体系强调学科的系统性，课程内容与岗位任务关联度低，许多内容的实用性不高，没有与岗位任务之间建立明确的联系，学生的学习兴趣不高，学习效果并不好。为此，在开展了 13 年远程护理教育的基础上，自 2011 年开始进行了为期近 2 年的综合实践探索，形成以临床岗位需求为导向、遵循职业成长发展规律的护理学专业专升本课程体系。

一、课程体系构建方法

（一）构建课程体系的依据

2011 年原卫生部颁布的《中国护理事业发展规划纲要（2011 — 2015 年）》指出，完善护理教育方式，坚持以岗位需求为导向，促进理论与实践相结合，大力培养临床实用型人才，这些为护理教育改革明确了方向。有专家指出，高等护理教育的最终目标是使学生获得护理职业领域的胜任力，并应当以此作为衡量教育质量的标准。胜任力本位教育强调为学生创造一个能够获得真实体验的有意义的学习环境，以提高其综合能力和素质。不仅要培养学生较强的护理工作能力，同时还要培养学生具有良好的护理职业素质，以岗位或职业胜任力为基础，实施融传授知识、培养能力与提高素质为一体的整体化教育。

（二）构建课程体系的理论基础

美国心理学家德莱福斯（S.E.Dreyfus）等人的研究发现，人的职业成长遵循"从初学者到专家"的逻辑发展规律，其发展过程分为初学者、高级初学者、有能力者、熟练者和专家5个阶段。教育是通过科学的方法，把学生从较低发展阶段顺序带入到更高级的阶段，实现"从完成简单任务到完成复杂任务"的能力发展，而不仅仅是"从不知道到知道"的知识学习和积累。课程设计不仅仅反映岗位需要，而且还要遵循学习规律、遵循人的职业成长和职业生涯发展规律。美国 Benner 教授通过分析刚离开学校的新护士和经验丰富的资深护理人员，了解她们在临床表现和情况评断方面的差异，确定了护理人员由新手成为专家的成长过程，与德莱福斯等的研究结果一致，进一步验证了职业成长的逻辑发展规律。

职业教育强调校企合作、工学结合，我国职业教育领域先后引进了世界劳工组织开发的职业技能模块（modules of employable skills，MES）课程和以能力为基础的教育（competence-based education，CBE）课程。MES 课程指向职业培训，针对具体技能，CBE课程是针对能力的。近年来，职业教育领域在研究德国"双元制"职业教育，特别是课程研究成果的基础上，提出了工作过程系统化的课程模式。高技能人才的培养不仅是适应能力的训练，更重要的是要促进其创新能力和解决问题能力等核心（关键）能力的发展。因此，必须构建"工作过程"而不是"学科"完整的学习过程，让学生在获得综合职业能力的同时，全面发展那些与职业相关的经验、知识和技能。通过合适的载体，如学习情境和学习任务等，有序、高效地实现这一发展过程。这种课程模式与学院课程开发指导思想，即基于岗位需求、与行业紧密配合完全吻合，它不仅重视学生综合职业能力的培养，还特别关注每个学生的可持续发展问题，符合在职成人的远程学习需求。

（三）课程体系的构建步骤

工作过程系统化的课程模式，即工学结合一体化课程，其开发流程包括课程设计、课程实施与评价2大部分。课程设计部分又分为5个步骤，即行业情况分析、工作分析、典型工作任务分析、学习领域描述和学习情境与课业设计。其中，学习情境与课业设计属于后期课程开发阶段，本文主要介绍前期课程标准形成过程，详见表1。

表1　北京大学医学网络教育学院远程护理学专业（专升本）工学结合一体化课程标准开发流程

开发环节	主要参加人员	工作成果
行业情况分析	课题组成员	专业调研报告，专业定位与培养目标
工作分析	课题组成员、专家	工作性质、任务、责任，选定实践专家
实践专家研讨会	实践专家、主持人	典型工作任务框架
典型工作任务调查	实践专家、课题组	典型工作任务描述
学习领域描述	实践专家、课题组、课程专家、教师	专业课程方案、课程标准
论证及修订	实践专家、专业教师、高层次的行业专家	专家评价意见，专业课程方案、课程标准

前期进行大量的文献调研、学生调研和行业调研，发现目前的课程体系的问题主要是①基础医学知识偏多、偏细，但护理、健康教育、卫生保健等方面知识较少，不能体现护理专业的特色。②课程体系陈旧，必修课程安排多，选修课程比例少。③培养目标比较宏观，缺乏专业特色，对学生的综合素质和核心能力的培养方面具体要求甚少。通过工作分析发现，

医院实行"以患者为中心"的责任制整体护理工作模式，责任护士全面履行专业照顾、病情观察、治疗处置、心理护理、健康教育和康复指导等职责。按照上述课程开发流程，学院邀请了13位具有护理本科学历，并且在临床工作10年以上的临床实践专家进行研讨，确定了13项典型工作任务框架。这些专家分别来自北京大学第一医院、北京大学人民医院、第三医院、北京大学肿瘤医院、北京协和医院、首都医科大学宣武医院、北京世纪坛医院、中国人民解放军总医院、航天中心医院、北京市仁和医院、北京市房山区良乡医院、北京市海淀医院以及海淀妇幼保健院，在职业专家的指导下，利用"头脑风暴"法，通过回顾个人职业发展历程，找出代表性的工作任务，进行归类，形成典型工作任务并排序。又经过几轮临床实践专家的讨论、修改，最终确定了12项典型工作任务，并且确定了每个典型工作任务的内涵。学院组织来自主管部门、护理学院负责教学的院长、继续教育学院院长、医院中负责教学的护理部主任以及远程教育专家共12人参加了改革后的远程护理学专业（专升本）课程改革论证会，专家对于改革前期工作以及课程改革思路和改革后课程体系的合理性给予了肯定，并提出了一些指导性意见和建议。

二、结果

（一）改革前后课程体系的对比

改革后的课程体系将专业基础课程与专业课程进行融合，根据岗位实践和发展需要设置相应课程，同时，增加了选修课程的比例，满足不同学生学习的需求。改革前后课程体系的对比详见表2。

表2　北京大学医学网络教育学院远程护理学专业（专升本）课程体系改革前后的比较

内容	原课程体系		改革后课程体系	
	学分	百分比	学分	百分比
公共必修课程	18	22.5	13	15.3
专业基础课程	20	25.0		
专业课程	22	27.5	42	49.4
选修课程	14	17.5	22	25.9
实习	6	7.5	8	9.4
合计	80	100.0	85	100.0

（二）改革后课程体系的专业课程结构

改革后，专业课程更加符合岗位需要，按照职业成长发展规律进行设置，与临床实践更加贴近。12门主干课程分别是专业认识、临床基础护理、健康评估、临床疾病护理、护患关系维护与纠纷处理、急危重症护理、护理工作的组织与管理、院内外突发事件处理、疑难与复杂护理问题处置、护理质量监控、护理教学以及护理专业问题研究。

三、讨论

（一）改革后课程体系的特点

护理学专业专升本的课程体系改革是在培养目标的指导下，实施课程体系、运行体系和评价体系的整体改革。具有以下特点：①培养目标更加符合临床岗位需求。改革后的培养目标更加注重综合职业能力的培养，具体培养目标如下：本专业坚持以护理职业能力发展为导向，培养适应现代护理事业发展需要的，具有较扎实的专业知识，具备解决临床护理工作中复杂任务的综合职业能力，较强的护理教学、护理科研和护理管理能力，能够在各类医疗卫生、保健机构胜任护理和预防保健工作的应用型人才。②课程体系更加符合护士职业成长发展规律。专业基础课程与专业课程相融合，根据岗位需要设置相应课程，通过从完成简单任务到完成复杂任务不同阶段的学习，培养学生的职业能力，同时增加了选修课程的比例。③教学的运行实施更加重视辅导教师的作用。在学生基于网络资源自主学习和探究的基础上，按照师生1∶20的比例配备辅导教师，教师作为鼓励者、咨询者和指导者，为学生提供个性化辅导和支持，同时建立校外学习中心实践和考核基地，完善学习平台的功能。④教学评价更加注重发展性评价和表现性评价。发展性评价主要基于学生现状与过去情况进行比较，从而对学生的发展水平和发展潜力进行综合判断。表现性评价测量学习者运用先前所获得的知识解决新问题或完成特定任务的能力，通过任务引导学生的真实表现，以此评价学生综合运用知识解决实际问题的能力。不仅考核知识的掌握程度，还能够评价学生的实际能力。

（二）课程体系改革的定位

由于远程成人学历教育的生源与普通高等教育的生源不同，她（他）们已经步入工作岗位，有丰富的经验以及自我导向的学习倾向与能力，强调学以致用，具有明确的学习需要意识；同时，这些学生的知识背景和实践经验差别很大，基于岗位需求，按照职业成长发展规律搭建课程体系，既符合岗位实践需求，又可以满足不同学生个性化学习的需求。基于我院"品质为魂、服务至善"的理念，课程体系改革需要满足护理行业需求，并基于成人学习特点；同时，要遵循远程教育规律，引导学生自主学习、主动学习和创造性地学习。在满足护理行业发展需求的同时，满足学生个性化发展需求。课程改革不只是课程本身和相关知识体系的改革，还需要以教育理念为指导，因此，护理教育课程改革首先要明确护理教育理念和培养目标，理解护理的本质，确认课程所包含的主体价值及护理知识构成，这也正是我国护理本科教育课程体系改革的薄弱环节。教育部2002年颁发的《教育部关于加强高校网络教育学院管理提高教学质量的若干意见》（教高[2002]8号）指出，网络教育学院要以在职人员的继续教育为主……要根据科技、经济和社会发展的需要，结合网络教育的特点，科学制定并不断改进课程设置和教学内容。目前的课程体系已经不能满足护理实践的发展要求，同时，也不能满足在职护理人员继续教育的需求，必须构建适合在职成人基于岗位需求的课程体系，满足职业及个人发展需要。远程教育是继续教育的新模式，是继续教育发展的方向，继续教育是以成人为主要对象的，是关于职业的教育。职业教育更加注重实践，职业教育的课程开发方法值得借鉴。学习理论的发展也为课程体系改革提供了理论支撑，如建构主义学习理论，其强调意义个体的知识是由人建构起来的，人以原有的知识经验为基础来构建自己对现实世界的解释和理解，学习是积极主动的意义建构和社会互动过程，并强调学习、知识和智慧的情境性，认为知识是不可能脱离活动情境而抽象地存在的，学习应该与情境化的社会实践活动结合起来。

（三）工学一体化课程的开发方法

职业教育课程开发也经历了不同发展阶段，从强调课程的系统性、学术性，到强调课程内容应该针对职业活动中所需要的知识和技能，再到通过岗位或工作过程分析确定课程结构和内容。工学一体化课程开发强调以工作任务、工作过程为参照设计课程，主张以在真实或虚拟情境中的实践活动为实施手段的"能力本位"教育观。这种课程开发方法具有科学的开发流程和步骤，对于开发环节、主要参加人员和工作成果都有清晰的描述。按照工学一体化的课程开发方法设计出来的课程结构与临床实践是完全吻合的，是基于岗位需求构建的课程体系。学生在工作岗位上及其他实际情境中通过完成各项任务，经历从明确任务、制定计划、实施检查到评价反馈这一解决专业问题的全过程，获得工作过程知识，包括理论与实践知识，并且掌握操作技能，在实际行动中通过完成学习任务获取专业知识并建构自己的知识体系。这种教学过程以学生为主体，并以分组的方式进行，教师的主要角色是咨询者、指导者和鼓励者，充分发挥学生学习的积极性和主动性，在完成工作（学习）任务的过程中不断提升自己，在提高综合职业能力的同时，满足个性化发展的需要。

综上所述，基于人的职业成长发展规律，按照工学结合一体化的课程开发方法构建课程体系，符合远程教育基于岗位需求设置课程体系的要求，满足成人在职学习的需求。打破学科体系，按照职业成长发展规律搭建课程体系并实施教学，需要学院、教师、学生等多方面的配合和努力，也需要行业、学科专家等的支持和配合，只有这样，才能实现改革的既定目标。

远程护理学专业教学改革过程中的
三次突破

刘则杨

【概要】

护理学专业教学改革如何更加符合护理行业的发展一直以来是学院办学的核心目标，而任何形式的教学改革都会经历传统教学模式的影响和挑战。近5年的护理专业教学改革实践与探索，让我真正领悟到学院关于护理学专业教学改革的精髓是需要不断学习和实践的，是需要自己在过程中不断突破自己固有思维模式的。作为一名远程护理学专业改革课题组成员，一位曾在临床护理、护理教学、护理研究方面工作30多年的护理专业人员，又一次完成自己固有思维观、方法观的突破，并在学院总目标的指引下，在院校护理专家的共同参与下，在护理课题组及相关部门的共同努力下，完成了具有真正意义上的护理学专业改革实践工作。本文主要通过护理学专业改革过程中的三次突破，分享自己在学院几年护理教学改革实践中的真实体验和感悟，希望对同行及读者有一定的启发和帮助。

自2011年12月至现在，我从参加学院远程非学历培训工作转到学院教与学发展中心参加学历继续教育中护理学专业教学改革工作，也是护理职业生涯心路历程中经历的非常有意义的一项任务，能有机会参与护理学专业（专升本）课程改革是学院领导的信任。在几年的护理教学改革实践探索中体验了挫折、探索、成功、认可；更感受了锻炼、成长；特别感悟到教学改革中所经历的三次突破；在自己人生即将退休的心路历程中又有了崭新的收获。

第一次突破：正确理解学院关于本科护理学专业教学改革的方向

当参与护理教学改革时，自认为是延续之前学院关于心理学专业、药理学专业的改革思路，即护理学专业教学改革也是课程体系中部分课程改革，或者是方向性护理课程改革，说心里话应该是没有真正理解学院领导关于护理学专业（专升本）教学改革的整体目标；因此在调研基础上提出的一些护理改革思路及做法，一次次被领导否决，一度也有些不知所措。就在这个时候学院高湉莘院长看出我们在改革过程中的困惑和担忧，并及时与课题组全体成员进行了语重心长的交流和讨论，并强调护理学专业教学改革与之前心理学和药理学两个专业的改革是不一样的。护理学专业教学改革一定是整个专业体系的整体改革，并在交流讨论过程中，对护理课题组提出了一个很有指导性的建议，即引导我们跳出护理学专业的一些固定思维，跨专业或跨界思考护理学专业教学改革，正是这个及时的指引，为我们第一次突破打下了很重要的基础。之后，护理学专业改革课题组开始在文献领域中查询包括护理教育、职业教育及远程教育等相关领域的重要文献及信息，在大量文献阅读过程中，受到不少的启发。终于功夫不负有心人，在护理课题组成员的共同努力下，我们循证了解到对德国职业教育有深入研究的北京师范大学职业教育与成人教育研究所所长赵志群教授。第一次专访就让我们领略了德国职业教育的先进理念，也打开了我们对国际职业教育理念、方法、路径的进一步认识，也让护理学专业改革课题组成员顿时豁然开朗，也增强了我们开展护理教学改革工作的信心。看到课题组团队对护理教育改革的严谨学习态度，赵志群教授欣然答应会参与指导我们的护理改革过程，这是多么大的支持和鼓励。接下来，赵教授首先主导了来自临床多家医院 10 多位本科毕业工作 10 年以上的临床护士长及科护士长的临床实践专家专题研讨会，与大家共同讨论临床工作中的典型工作任务。一次又一次的典型任务搭建专题研讨会，一本又一本职业教育领域课程体系建设专著的学习与领悟，一次又一次行业内外专家拜访与走访，终于沉甸甸的基于岗位临床典型工作任务的护理学专业专升本课程体系及教学计划出炉了。我想这应该是很重要的第一个突破。

第二次突破：护理学专业教学改革实践探索的结果获得相关行业的认同

12 门典型工作任务的建设基本完成了，但如何将 12 门典型工作任务转化为完善的课程标准及课业计划又是一大难题。因没有现成的资料可以去借鉴和参考，只有一些相关职业院校可学习，如汽车行业、粮油行业有一些范例。怎么办？护理学专业改革课题组成员一起商议，决定先选出其中的 4 门典型工作任务来先实践，尝试如何将典型工作任务转化为学习领域课程标准，为了加强对课程标准的理解，学院组织课题组及相关人员去非医学专业的信息学院，了解学习她们的实践经验和成果，也不断和临床实践专家、院校护理专家进行专题探讨。说心里话，一开始，形成的初始基于典型工作任务的课程标准自己都不能说服自己是否准确，有时候课题成员组讨论也会难以达成共识，考虑到改革的进度及实施落地的要求，课题组与临床护理专家经过多次的请教和不断的完善改进，终于达成对典型工作任务课程体系建设的共识，即行动导向的工作过程系统化认识观点，一遍又一遍修改，功夫不负有心人，终于形成了初始的基于典型工作任务的护理学专业课程标准框架及内容。带着期待，我们迎来了 2013 年 5 月 23 日护理学专业专升本课程体系教学改革专题论证会，来自行业内外领导、远程教育专家、职业教育专家、临床护理专家、护理院校的专家教授、医政领导等在听取汇报后给予高度认可和肯定。这是对我们课题组实践探索的极大鼓励鼓舞。一年多的努力探索终于有了好的结果；这应该是第二次突破，也可以说是里程碑式的突破。

第三次突破：完善课程体系并稳妥实施新的教学计划

课题组没有停歇，依据学院的整体部署和安排，根据行业内外专家的建议，护理学专业教学改革成果及课程体系在不断完善的过程中逐渐付诸实施。2013 年 9 月份第一批护理实验班学生进入了学习阶段，故护理课题组很快又进入到与课程标准匹配的课业计划设计和教与学融合设计工作过程中。首先依据专家论证会上专家的建议，走访了北京大学护理学院、北京协和医学院护理学院、首都医科大学护理学院、四川大学华西护理学院、中南大学护理学院、上海第二军医大学、中山大学护理学院、福建医科大学护理学院等重点大学护理学院的专家，认真听取意见，也组织北京 10 多家综合医院的护理部主任专题研讨，及组织一线临床实践专家进行深入细致的专题讨论，还参加了首都医科大学护理学院的护理教改成果专题培训班，参加海军总医院护理部组织的护患关系维护专题研讨班；走访了宣武医院、中国人民解放军总医院护理专家、中华护理学会、中华护理杂志等护理专家，在学院各部门的通力合作下，终于在 2013 年 9 月第一批课程出炉了，第一学期课程正式上线运行。其中"职场心态与职业发展"和"护理专业认识"课程伴随公共课程进入正式运行状态，保证第一期实验班（32 名护士同学）如期开始了学习，很开心，也很激动。特别是自己作为第一门典型工作任务"护理专业认识课程"的主持与辅导老师，感受无比的喜悦，更感受到双重角色的责任和压力。从基于典型工作任务"专业认识"课程标准的设计到"专业认识"课程课业计划设计与实践；从护理专科、护理专业发展及岗位能力要求护士长专题访谈阶段情境学习任务设计到护士职业发展规划综合任务设计的实践；从行动导向教学方法中的护理教与学融合设计到学习过程中阶段学习辅导整体设计的实践；无不感受到作为一名远程护理学专业教师的真正价值。特别是看到学生能从学习过程中不适应到能自主学习的积极态度，包括伙伴互助学习的分享及她们的成长过程，都令人欣慰和感动。通过 2 轮的教学实践，逐渐体会了学院组织护理教学改革的意义。接下来，护患关系维护、护理专业问题研究课程、健康评估、常见病的护理等其他课程也如期上线运行了，这应该被看成是第三次突破。

一学年又很快过去了，新的教学计划，已经运行 2 年了，护理课题组分别在 2014 年 6 月 11 日、2014 年 7 月 25 日、2014 年 10 月 10 日、2015 年 1 月 10 日，组织四次专题研讨会，会议主旨内容既有向专家再次汇报课程体系完善进展及课程运行情况，包括前期四门课运行总结及下学期六门课设计的专题汇报交流，也有课程运行效果的专题汇报及专家点评和指导等；每一次专题研讨活动，都是在致力于推进教学改革成果的完善和稳步发展，在每一次专题研讨活动中，都能感受到行业内外专家的肯定和鼓励；在一每次专题活动中，都能感受到院校及临床实践专家的积极参与和大力配合，在每一次学生学习过程中，都能感受到同学们的积极参与和实践。相信在学院各级领导的大力支持下，在各部门通力合作配合下，通过临床和院校老师的智慧参与，通过远程教育专家、职业教育专家的精心指导，课题组成员的积极努力，护理学专业专升本教学改革一定会取得丰硕的成果。

小结：

面对社会、行业对职业教育发展的关注，及对北医网院教学改革的关注，如何将更加完善的护理学专业教学改革成果进行梳理、转化是课题组当前的重要工作之一，我们又有了新的思考。2015 年将迎来第三批护理实验班的学生，如何将前两期实验班的经验进行总结，也是非常重要的工作之一，并且将引入护理教学改革成果评价体系，期待 2015 年通过各种专题研讨形式，推进学院护理学专业教学改革成果"一揽子"出炉。

第二部分

基于典型工作任务课程的设计与实施

"护患关系协调与纠纷处理"课程设计

薄雅萍

【概要】

护理学专业是一门理论与实践一体化的专业。但目前的护理教育缺少理论与实践融为一体的过程，学校教育更看重的是理论知识和技能的学习与获得，这导致学生毕业后从事临床护理工作时，却要面临在临床实践中如何运用所学理论知识的问题，需要在实践中重新完成理论与实践相结合的过程，这既增加了护士职业成长的难度，也延长了护士职业成长的过程。如果将这一过程前移到学生在校教育中，无疑将是解决这一瓶颈的出路，即在护理教育中，将护理工作的内容与学习的内容有机结合起来，在学校教育过程中不仅注重学生理论知识和技能的学习与获得，同时培养学生从事护理工作的综合能力，使学习与工作相统一，智力与职业能力同步发展。正是本着这样的理念，北京大学医学网络教育学院护理学改革课题组开始课程体系改革。本文从"护患关系协调与纠纷处理"课程设计的思路、步骤、内容以及教学方法和考核方式的选择几个方面进行总结，以期抛砖引玉，探索护理学专业改革之路。

一、课程设计的思路

人的职业能力发展遵循"从完成简单工作任务到完成复杂任务"的发展规律。这种能力发展是综合能力的发展，既包括知识与技能的习得、工作过程与方法的掌握和实践应用能力的提高，也包括临床思维能力、情感态度和价值观的发展。

"护患关系协调与纠纷处理"是按护士职业能力发展规律设置的护理学专业的一门课程。在课程的学习中，不仅要包含显性的知识和技能的学习，而且要包含隐性的思维方式、工作意识和方法的学习。

"护患关系协调与纠纷处理"是关于如何协调护患关系和处理护患纠纷的理论实践一体化的课程，护士在护理工作中需要协调和处理护患间的关系，与患者建立良好的护患关系，减少和避免护患纠纷，以保证护理工作顺利进行，同时提高患者满意度。课程学习的目的就是培养学生护患沟通的能力，提高学生防范、识别和处理护患纠纷的能力。

（一）确定典型工作任务

探究护患关系协调工作中典型的从简单到复杂的工作任务，选择与之匹配的学习情境，设计符合人的能力发展规律的系列学习任务。这是"护患关系协调与纠纷处理"课程设计的重点和难点。护理教育中的典型工作任务来源于护理临床实践，是护理工作中结构完整的综合性任务，反映了护理工作中典型的工作内容和工作方式，完成典型工作任务的方式方法和结果多数是开放性的，完成任务的过程不仅能使学生获得必要的知识和技能，而且能够促进学生护理工作能力的综合发展。经过反复思考，提炼出了临床工作中协调护患关系的典型工作任务。在临床护理中，护士要面临与患者初步建立良好的护患关系、维护良好的护患关系的工作任务；不仅要与一般的患者沟通，还要与抑郁、焦虑以及沟通障碍等情况特殊的患者沟通；再进一步，还要识别和处理护患间理解、认识方面的偏差甚至误解和沟通低效或无效，减少和避免护患矛盾，防范和避免护患纠纷；而且在实际工作中难免会发生护患矛盾、甚至是纠纷，如何化解和处理纠纷也是护士要面对的。从这些工作任务中分解出从简单到复杂的不同学习情境，匹配相应的学习任务，完成这些任务，学生不仅能学习到护患沟通的理论知识以及与之相关的伦理学、心理学等相关知识和法律知识，而且能运用所学知识解决临床实际问题，同时也锻炼了临床思维能力，养成了以患者为中心、服务患者的情感态度和价值观，因而临床工作能力得以综合发展。

（二）选择学习的载体

课程设计的另一个重要任务是要找到学习协调护患关系的一个合适载体，让学生借此不但学习专业知识和技能，而且能够通过经历协调护患关系的工作过程，获得护理职业意识和协调护患关系的工作方法，最终形成综合的协调护患关系的工作能力。根据"护患关系协调与纠纷处理"课程的特点，选择以典型工作任务的学习情境案例为载体。学生在经过教学设计的真实工作的案例情境中对协调护患关系的任务、过程和环境进行整体的感悟和反思，从而实现知识与技能、过程与方法、情感态度与价值观学习的统一。

（三）设计学习情境

根据完成典型工作任务的工作过程的要素特点设计相应的学习情境是课程设计的一个重要内容。

"护患关系协调与纠纷处理"这门课程，在北医网院教学时间安排和现有教学条件的基础上，考虑学生的学习基础、学习能力和条件，匹配护理学专业专升本在职教育的培养目标，设计了由易到难，同时也是由小到大的四个学习情境。第一个学习情境较小，学生初次接触课程，容易进入和接受，教学组织也较容易实现；以后的学习情境逐渐增加难度且学习情境增大，综合性和开放性增强，对学生的能力要求增高。通过情境学习，达到学习目标，培养学生临床思维和解决临床协调护患关系实际问题的能力，培育学生正确对待临床护理工作的情感态度和正确的人生价值观，从而更好地促进学生的综合发展。

最后，与学习情境相匹配确定学习任务，明确学习目标、学习内容，设计学业评价体系。

二、课程设计的具体内容

"护患关系协调与纠纷处理"这门课程的内容设计，包括学习情境的设计与安排，学习任务、学习目标和学习内容的确定，工作和学习方法的选择与确定过程。

（一）学习情境的设计与安排

学习"护患关系协调与纠纷处理"这门课程旨在提升学生临床沟通协调能力，为达到课程学习目标，学习情境的设计按照临床实践中护士从工作新手到工作能手的发展过程，确定了四个从易到难、由小到大的学习情境，也是护士临床工作中必须面对的、发生频率由高到低的四个情境。

第一个学习情境，要求学生学习与一般患者建立良好的护患合作关系。以患者为中心，在护理工作的全过程中与患者有效沟通交流，落实护理措施，引导患者配合完成治疗护理工作，促进患者康复，藉此建立和维护良好的护患合作关系。

第二个学习情境，要求学生学习与有一定特殊情况的患者沟通交流。在沟通中考虑患者年龄、疾病状况、心理状态以及沟通交流障碍的特殊性，根据患者的个体差异，采取适宜的沟通交流方式，与特殊患者有效沟通，达到沟通目的，避免因沟通不良导致护患矛盾、甚至不良事件的发生，维护良好的护患合作关系。

第三个学习情境，要求学生学习如何早期识别护患矛盾，预防可能发生的护患纠纷。在护理过程中，及时发现和识别因患者需求未得到及时满足或护患间认知、理解的偏差甚至误解以及护患沟通低效或无效等导致患者及家属对护理工作产生不满的情况，采取积极措施解决或缓和护患矛盾，防范纠纷的发生，维护良好的护患合作关系。

第四个学习情境，要求学生学习如何处理和应对纠纷。当发生护患纠纷甚至是护患冲突时，如何主动面对，根据相关规定处理自己能力范围内的一般纠纷；对超出自身解决能力的较严重纠纷，按照医院相关工作预案和流程的规定，及时上报，配合处理，从中吸取经验教训，为以后协调护患关系的工作提供有益经验。

（二）学习任务的确定

根据"护患关系协调与纠纷处理"这门课程的特点，完成学习任务的方式设计为完成案例分析。为适应不同层次、不同来源学生的实际情况，不限定具体案例，由学生根据自身的实际工作情况，自由选择相应案例，这对在职学习的学生来说更便于将学习与工作实际结合起来。学习任务是明确而具体的成果，如通过案例学习，反思并总结护患关系建立与维护的意义及方法；学习任务还要体现护理工作质量标准的要求，如在建立与维护护患关系中护士要满足患者的基本需要；而且学习任务要便于学习成果的评价，并能促进学生综合能力的发展。

（三）学习目标的制订

根据课程总目标，制订每个学习情境的学习目标。由于是基于完成典型工作任务的学习，学习目标大多是一个可观察或可测量的行为目标，包括知识、技能和态度等方面的要求，而且学习目标的制订需要有难易程度的分层。如："叙述建立和维护护患信任关系的方法"是对知识再现的要求；"评价案例的沟通效果"是对知识应用的要求；"在工作中防范护患纠纷"是对知识、技能和态度等多方面的综合能力要求。四个学习情境的学习目标总和就是课程的学习目标。

（四）学习内容的确定

根据学习目标的要求，确定学习的具体内容。基于典型工作任务的课程是工作和学习一体化的课程，因此学习的内容也是工作的内容。学习与工作的内容包括工作对象、设备与材料、工作方法、工作组织方式以及工作要求等内容。

工作对象是护理工作过程中行动的内容，对于"护患关系协调与纠纷处理"这门课程，就是护患沟通、建立和维护良好护患关系，预防、应对和处理纠纷的行动，工作对象与工作过程是相对应的。

设备与材料就是在完成学习任务时所需使用的器材、设备、资料、手段等。学习"护患关系协调与纠纷处理"这门课程要涉及人际沟通与礼仪、心理学、教育学、伦理学、基础护理学、健康评估、内科护理学、外科护理学、妇产科护理学、儿科护理学、急危重症护理学、康复护理学、传染病学、营养学等相关专业书籍，法律法规和规章制度、药品说明书或仪器设备使用说明书，情境案例等。

工作方法是在护患关系协调与纠纷处理过程中为达到建立和维护良好护患关系，预防和处理纠纷的目的和效果所采取的办法和手段。在护理工作中，护理程序是一个很好的系统解决问题的方法，因此按照护理程序的工作方法，通过评估、判断与识别、制订工作计划、实施计划和采取措施、评价效果与反思改进等办法来完成学习任务。

工作组织方式是在护患关系协调与纠纷处理工作中医院内部的组织方式，包括护理岗位的工作分配和相关责任。如护士是在护士长、科主任等直接领导者的领导和指导下，来完成护理工作、建立和维护护患关系的；护士需要配合医生及其他人员完成患者的治疗、护理工作，同时与医技、后勤等相关人员沟通协调，解决患者的需求和问题，藉此维护护患关系，防范护患纠纷；在应对和处理护患纠纷时，需要在医院相关管理部门指导下或配合相关部门解决护患纠纷。

工作要求是在护患关系协调与纠纷处理中从职业道德、法律法规、规章制度及岗位要求等不同侧面和角度，对工作过程和工作对象提出的要求。在护患关系协调与纠纷处理中要遵守法律法规及规章制度，按照行为规范、服务标准、工作流程等对患者实施护理和治疗活动；而且护理人员要掌握专业相关知识和技能，为患者提供有质量的护理服务，维护和促进患者健康；同时在工作中要尊重患者，以患者为中心。

三、教学方法的设计

基于典型工作任务的护理教育，不仅是对教学内容重新进行设计，而且更是教学方法的变革。

（一）采取行动导向教学法

在教学组织与教学流程的设计上，考虑"护患关系协调与纠纷处理"这门课程的特点及学习情境的设计，教学方法参照项目教学法进行：教师向学生说明学习任务；学生领会和明确学习任务，自己制订个人的学习计划，独立学习相关知识，并且在实际工作中寻找护患关系协调与纠纷处理的典型案例，对案例进行分析、反思，理解和总结所学知识；在实际工作中，学生运用所学知识处理好护患关系并应对护患纠纷；同时学生参与论坛或课堂讨论，运用所学知识评价他人的案例，探讨案例中护患关系的协调及纠纷的应对与处理是否得当；教师全程予以指导。在教学过程中，行动导向教学法始终贯穿教学全过程，通过指导学生学习和运用多学科的知识和技能，培养学生的临床工作能力，促进学生临床思维和创新精神的发展。

（二）充分发挥学生的主体作用

在教学过程中，真正体现学生的主体作用，学生主动学习，自我控制、自我构建，达到学习目标。以学生独立学习为主，学生可以按照自己的意愿，根据自身的情况，灵活地安排学习的时间、进度，可以选择适合自己的多种学习方式，学习的内容也有一定的自由度，完成学习任务的方式也可以多样化。在完成学习任务时，不同的学生分析的案例可以不同，学习的知识内容可以不同，更符合学生的个性化学习需求。但是，通过学习学生从协调护患关系的工作整体认识相关理论知识与临床实践的联系，理解并运用相关知识和技能解决临床护患关系协调中的问题，学习与工作融为一体，实现了理论学习与实践的融合，实现了学习的迁移，同时获得了极为重要的工作过程知识和职业意识，学生的临床思维能力得到发展，临床工作的综合能力得以提高。

（三）转变教师的传统角色

在知识爆炸的今天，知识是无尽的，每个人掌握的知识也是极其有限的，在教学过程中，与其教会学生掌握有限的知识，不如教会学生如何获取知识，也就是"授人以鱼不如授人以渔"。因此，在教学中不强调学生知识学习的一致性和系统性，而强调的是学生获取知识的能力和临床思维能力的发展。指导学生在面对问题时，如何分析问题，从何处、从何途径获取何种知识和技能以解决问题，从而提高学生分析问题、解决问题的能力。教师的角色也因此发生了根本性的转变，教师的主要任务不再是传统的授课，而是帮助学生独立获得必需的知识并构建学生自己的知识体系。教师作为学生学习的指导者和辅助者，是学生的专业对话伙伴，通过引导学生完成临床工作任务来完成教学工作，促进学生认知过程与临床工作的结合，注重的是学生临床思维和创造能力的培养。

在教学实践中，除了安排少量传统的面授课，充分利用远程教育的优势，设计了网上论坛，学生和教师在论坛上发帖讨论，教师也可在论坛或网络平台上随时指导学生学习，方便学生之间和师生之间的沟通与互动。

四、考核方式的设计

基于教学的目的是培养学生从事护理工作的综合能力，因此考核的重点和方式也发生了变化。

（一）重点考核临床综合能力

由于"护患关系协调与纠纷处理"这门课程是基于典型工作任务的理论实践一体化课程，其特点是理论学习与临床实践学习相融合，促进学生认知能力发展和临床工作能力共同发展。学生通过自主学习，理解并运用所学知识完成学习情境中的临床工作任务，进行整体感悟和反思，实现知识与技能、过程与方法、情感态度与价值观学习的统一，提高学生认识问题、分析问题和解决问题的能力，具备在工作中建立与维护良好的护患关系、避免引发不良事件及护患矛盾、早期识别护患纠纷风险、防范纠纷的发生以及应对与初步处理纠纷的能力，达到学习目标，实现职业成长的目的。因此对学生的学习评价和考核的重点不再仅仅是知识和技能掌握的考核，而是临床综合能力的考核。

（二）以形成性考核为主

在教学评价中注重过程性、表现性和发展性评价，强调学生的自主参与和探究，关注学生个体差异，注重对学生完成学习任务的过程考核，提高了形成性评价的比重，学生独立完成学习情境中的学习任务，占考核成绩的70%。借鉴临床对护理人员完成工作任务的评价内容和方式，设计对学生的评价考核。根据学习任务的侧重点不同，注重对学生专业能力、社会能力、人格能力等全面评价。同时学生在完成学习任务的过程中不断进行自我检查和评价，辅以学生间互评。并且跟踪和评价学生的学习环节，以利于评价学生综合能力的发展。课程学习结束的终结性评价占考核成绩的30%，目的在于检查和测试学生是否具有理解运用相关知识建立和维护良好的护患关系、分析和解决临床护患纠纷的基本能力。考核方式为书面开卷考试，题型为案例分析题，要求学生对规定的案例进行分析并完成与案例相关的工作任务，重点是考核学生理解与运用知识、认识问题、分析问题和解决问题的能力。

为了激发学生的学习热情，鼓励学生互助学习和创新，设立激励机制。对于主动学习、积极参与论坛讨论发言，对他人学习起到引领和帮助作用的学生，个人提供的情境案例很好地匹配学习情境的学习任务的学生，以及在论坛上分享相关典型案例和问题解决方案、为同学提供相关文献和学习资料、分享学习相关网站信息的学生，给予一定加分，以示鼓励。

如今，"护患关系协调与纠纷处理"课程上线学习已有两年，经历了两届学生的教学实践，期间不断调整完善课程设计方案，获得了一定的教学经验，初步取得了可喜的教学效果，但是学生对新的学习方法需要有一个认识和适应的过程，辅导教师也需要重新定位角色和适应新的角色任务，因此还需一定时间的探索和经验积累，同时不断完善课程设计，才能逐步达到理想的教学效果。

"健康评估"课程设计与实践

安立芝

【概要】

2013 年的一次机缘巧合，我受邀参加了北京大学医学网络教育学院组织的"护理临床实践专家访谈会"，并由此加入了护理学专业课程体系改革研发的团队，承担了"健康评估"这门课程的设计任务，并作为课程主持、辅导老师参与了教学实施的全过程。经过不断思考，反复修改和完善，在大家共同努力下，这门课程终于如期上线并在北医网院护理专升本教改实验班中试行了。本文主要对"健康评估"课程的设计背景、基于典型工作任务的情境任务的设计思路以及课程的实践过程进行了回顾总结，分享了自己对实施过程中存在的问题的一些反思，同时呈现了为这门课程设计的四个情境任务的作业要求，以便同行理解和借鉴。

一、探索——课程的设计思路

接到"健康评估"课程设计和教学任务后，作为任课教师首先对"健康评估"教学现状和行业发展需求进行了调研。上网浏览了一些有关"健康评估"方面的书籍，内容大同小异，主要包括总则 / 绪论、健康评估的内容、健康评估的技巧和方法、常见症状评估、身体评估、心理及社会评估、实验室检查、心电图检查、医学影像学检查的评估、资料分析与处理、护理病历的书写等。目前的教学模式还基本停留在传统的教学方法上，机械地把这些内容分章节讲授给学生。至于在临床工作中怎么用，则是靠学生自己回到临床工作中逐渐摸索和高年资护士的言传身教。那么，怎样改变教学方法，让学习模式符合成人在职学习者的特点，与岗位和实际任务相联系，符合行业发展和学生的实际需求，让学生在实际工作中学，并将所学运用到实际工作中去呢？

接下来从临床护理工作的角度对"健康评估"进行了分析。健康评估可以定义为动态地收集和分析护理对象的健康资料，以发现其对于自身健康有无问题的生理、心理及其社会适应等方面的反应，确定其护理需求，从而做出护理诊断的过程。

患者从入院，责任护士就要充分了解患者各方面的情况，做好入院评估，填写入院评估单，还要使用各种风险评估量表对患者是否存在压疮、跌倒 / 坠床、自理能力等方面的风险进行一系列的评估。住院期间要观察患者的病情变化，输液过程中观察输液通路是否通畅、有没有渗液、对所用药物的反应，各种管路及引流情况、患者的主观感受、体征变化等。根据情况采取相应的护理措施，进行必要的健康宣教。在这期间患者随时可能发生突发状况，护士要能及时识别这些异常，按要求上报或处理。为保证手术患者能顺利进行手术，要在围术期进行评估，术前了解患者的思想准备、术区皮肤准备、胃肠道准备、各种药物试验等。术后回病房要了解麻醉方式、行何种手术、手术部位、伤口有无渗血渗液、敷料有无松脱移位等、各种引流是否通畅、引流液性质、颜色及量，是否应用止疼泵、术中输血、输液情况等。患者出院前护士要对患者进行综合评估，以便制订健康教育计划，进行有针对性的健康指导。这些都是健康评估的实际体现，它贯穿患者从住院到出院的全程。

临床护理工作面对的是一个个具体的人，人与人之间个体差异性很大，病情的发生和发展也是一个动态演变的过程，作为临床护士，若能及时准确收集患者相关信息，以全面、联系、发展的观点判断患者在诊疗过程中的病情变化，并采取正确的护理对策，就有利于减轻患者的病痛，促进其早日康复。而在临床实际工作中，护士还多是遵循指引做一些常规性的工作，可能花在执行医嘱、操作方面的时间比较多，而缺乏应有的临床思维。由此看来临床护理工作对"健康评估"有需求，并且有重要意义。

于是遵循基于典型工作任务的课程设置原则按患者入院到出院的过程给"健康评估"设计了四个情境任务即入院患者的健康评估、住院期间患者的健康评估、围术期患者的健康评估、出院患者的健康评估。这四个任务考虑的侧重不同，这样的设计虽然不能涵盖所有的知识点，但具有一定的代表性。"入院患者的健康评估"主要侧重健康评估的基本方法和技巧、评估量表的运用，强调基础和全面。这样设计的目的在于考察学生对健康评估基本方法的掌握情况，是否熟悉健康评估的基本内容，是否具有独立进行健康史和身体状况评估的能力。这也是对以往知识的巩固和衔接，相对其他三个任务，它是比较容易完成的一个；"住院期间患者的健康评估"主要侧重常见症状的评估，早期并发症的识别、评判性思维的运用以及对突发应急事件的把控。设计的目的在于考察学生的灵活应变能力和解决问题的能力，以及对未来情况发展的预见性；"围术期患者的健康评估"主要侧重于心理及社会的评估以及各种管路的观察护理，以便帮助患者做好心理和身体准备，配合医护人员顺利完成手术或检查治疗，尽快恢复生理功能，防止各种并发症和残障，是对"住院期间患者的健康评估"的重要补充；"出院患者的健康评估"则侧重于健康教育，帮助患者完善自我管理，将住院护理延伸到患者出院后的治疗与康复中。

教学方法采用行动导向教学法。教师对学习任务进行说明。学生明确学习任务，独立学习相关知识，教师答疑。学生在实际工作中寻找典型情境案例。在学习过程中遇到难题可以通过浏览相关书籍、查阅资料获取支持，也可以请教所在科室高年资的护士或在论坛上与辅导教师进行沟通解决，分享各自在学习过程中遇到的问题及解决的经验。完成任务的呈现形式是每个任务提交一份作业，完成论坛跟帖讨论。

二、践行——课程的实践经过

该门课程于 2014 年 3 月，在第一期护理专升本教改实验班教学中试行。开课前为了让学生们充分理解课程相关学习任务和要求，学校安排了面授辅导。我从健康评估课程的设计思路、背景意义、学习目标、任务要求、学习的形式和考核评价等方面进行了详细的讲解。在第一个情境任务跟进的过程中我发现了一些问题，学生们对任务的要求在理解上有分歧。有的人没有按任务要求的作业格式和内容提交作业。于是又适时地进行了一次中期面授辅导，对前期任务的完成情况进行了阶段性的总结评价，对作业存在的问题进行分析，针对下一步学习任务和要求进行了沟通和说明。作为一名辅导教师，我在课程运行期间对学生们的跟帖及时给予回复引导，进行作业点评时也做到有理有据、对学生提出的疑问及时答疑，针对作业格式存在的问题制做了作业模板，同时给每个任务制订了详细的学习指南。

第一期实验班教学实践结果：

学生 32 人，四个任务都参与的 23 人（占 71.9%），四个任务作业均合格的 16 人（占 50%）。具体结果详见表 1~3。

表1　课程活动点击浏览情况

课程活动	入院	住院	围术期	出院
作业指导	51	56	37	19
讨论区	905	613	434	359
作业区	648	433	371	255

表2　主题论坛交流情况

学习任务	跟帖人数	总平均分	合格人数
入院	26	3.88	24
住院	27	3.81	27
围术期	24	3.83	24
出院	22	4.64	22

表3　作业完成情况

学习任务	提交人数	总平均分	合格人数
入院	29	5.78	18
住院	26	4.92	16
围术期	27	5.59	20
出院	23	6.8	18

三、反思——存在的问题及改进

（一）存在的问题

1.作业方面：上交不及时，拖沓。大多数同学都是在作业提交区关闭前才匆匆提交。这样就造成了有些学生提供的案例不典型，有的甚至是提交了与之毫不相干的内容，再想要补救已经来不及。另外有的同学没有理解学习的目的，敷衍了事，以为提交个案例就算交差了，没有认真地对收集上来的资料进行分析和理解。

2.论坛方面：跟帖不主动、不积极。对老师提出的指导意见和建议没有回应，师生间没有形成良好的交流互动。还有部分同学没有认真理解主题帖的要求，回复的内容文不对题、答非所问。

（二）可能存在的原因

1.学生起点不同，多半来自非临床科室，光从简单的文字上理解问题有偏差。

2.一些同学没有临床实践经验，寻找和采集案例有困难。而我们运用的是行动导向的教学方法，需要临床实践过程，在临床工作是基础和前提。如果脱离了实际，就成了无水之源，无本之木。

3.几门课程任务叠加，作业密集、灵活又偏重临床，学生们自觉压力大，觉得有难度而产生退缩心理。

4.学习目的不明确，缺乏兴趣。即使学校和老师为他们提供再好的素材，如果与他们的实际工作大相径庭，就会变成纸上谈兵。他们会认为对自己的工作没什么帮助，也就没了兴趣。

5. 对新的学习方法不适应，对提供的导学材料不知道如何运用。另外也存在导学材料相对滞后的问题。

6. 个人原因（少数）。

（三）改进建议

1. 招生时要充分了解学生的的基本情况，进行必要的基线调查和遴选，必要时进行能力测评。在保持基本架构的同时允许个性化选择。另外在分组上也要考虑不同科室工作的人员怎样搭配更有利于完成任务和互动互助。

2. 教会学生利用网络平台提供的导学材料。同时要注意课程知识点的衔接和知识库内容的更新，使之真正发挥引导和辅助学习的作用。

3. 课程设计方面不要过多增加额外负担，要满足工学一体化，强调实践性和实用性。学习任务要有渐进性，由浅入深，课程及学习任务间要学会融会贯通，收集资料的合理利用，相互借鉴和补充。

4. 教学方法的改进，不是自己工作范畴的，而又必须要求掌握的，可以安排临床见习，以见习反思日记的形式呈现作业。

5. 发挥辅导教师的积极引导作用，建立有效的沟通渠道，形成良好的交流互动，激发学生的学习动力，引导学生主动思考。

在新的一期实验班运行时，我对健康评估的第三个情境任务进行了调整，将"围术期患者的健康评估"调整为"围术期或特殊检查治疗患者的健康评估"。这样在内科工作的护士就可以选择有特殊检查治疗的患者，而不必花费时间和精力寻找自己工作之外的外科患者了。另外对作业要求进行了细化，进一步完善了作业模板，使之更便于理解、一目了然。同时还对论坛要求进行了调整，让学生在作业区关闭前一周先在讨论区预交作业。学生和老师都可以对该作业进行点评，提出意见和建议。如果所选的案例不符合任务的基本要求，辅导老师会建议学生重新选择合适的案例，进行重新提交。这样一来，学生就有了修改完善的机会，既提高了作业质量，又达到了教学的目的。

课程的改革不会是一帆风顺、一蹴而就的。要想顺利推进专业改革，达到改革的目标，关键在于参与者理念的转变，达成共识才能保证准确的执行。在实施的过程中师生间良好的交流互动至关重要，辅导教师有责任也有义务让学生们充分理解任务的要求，领悟学习的目的和意义，这样才能谈得上收获和提高。我期待在未来的实践中能不断持续改进、持续进步，使这门课程能日臻完善，真正达到以岗位需求为导向，岗位胜任力为核心，突出专业内涵，注重护理实践能力的目的。

附件：

"入院患者的健康评估"作业要求

1. 根据所在科室的不同，可以选择内科或外科入院患者。病例要求：病情相对复杂，具有阳性症状和体征。

2. 入院后 3 日内完成所有入院时主客观资料的采集，完成入院评估单的填写，运用各种风险评估量表，对患者进行风险评估。

3. 要求遵循交谈原则与技巧，完整、准确地采集患者入院时的主观资料，正确运用身体评估的基本方法和技能进行全面系统的身体评估，完成入院评估单的填写；正确运用各种风险评估量表，对患者进行风险评估。同时对获取的资料进行分析判断，找出该患者目前存在的护理问题和护理风险。

4. 需要书写提交的内容：

（1）入院护理评估内容包括：入院时生命体征、意识、表情、言语、体位、饮食方式、四肢、感官功能、排泄、皮肤、过敏史等。以评估单的形式呈现。

（2）列出在资料收集的过程中运用了哪些工具和知识点。

（3）你认为此患者目前存在哪些问题？存在哪些风险隐患？列出依据和理由。

（4）对自己此次健康评估工作进行评价反思（有哪些收获、存在的问题及建议）。

5. 提前 1 周将作业提交到"讨论区"，等待辅导老师评阅。

6. 根据老师意见和建议进行修改完善。

7. 将修改完善后的作业在平台关闭前提交到"作业区"。

"住院期间患者的健康评估"作业要求

1. 根据所在科室的不同，可以选择内科或外科患者，也可使用上一任务的病例，完成其住院期间的健康评估。

2. 选择病例要求

（1）病情相对复杂的，尽量为一级护理的患者。

（2）所选病例应包含以下要素 2 个以上：意识状态、生命体征（体温、血压、呼吸）、皮肤状况、各种管路及引流（颜色、形状、量）、症状体征等各种变化。

（3）以下情节可以任选其一：巡视病房时、患者自述不适呼叫护士时，患者病情突然变化，怎样做出正确的评估和判断，识别并发症早期征兆或风险隐患的过程。

（4）要求能体现常见症状的评估和评判性思维的应用。

3. 需要书写提交的内容

（1）患者的一般情况（性别、年龄、入院诊断、既往史和现病史等）。

（2）资料收集的过程（什么情形下、发生了什么事件、怎样处理的）。

（3）在此过程中你运用了哪些知识和技能，你认为此患者目前存在哪些问题？存在哪些风险隐患？这些问题是怎样得出的？依据是什么？

（4）对自己此次健康评估工作进行评价（有哪些收获？存在的问题及建议）

4. 提前 1 周将作业提交到"讨论区"，等待辅导老师评阅。

5. 根据老师意见和建议进行修改完善。

6. 将修改完善后的作业在平台关闭前提交到"作业区"。

"围术期或特殊检查治疗患者健康评估"作业要求

1. 根据所在科室的不同，完成 1 例围术期（外科）或做特殊检查治疗（内科）患者的健康评估，可以用以往任务的病例。

2. 选择病例要求：外科患者需进行中等及以上手术，内科患者需进行介入治疗、胃肠镜检查等特殊检查治疗。

3. 通过阅读病历，了解患者一般资料、临床相关信息以及心理状态，对其进行必要的心理疏导，讲解有关的注意事项，介绍手术、麻醉体位的配合方法和重要性，介绍手术室或检查治疗室环境，手术或检查时注意事项等（要求在科室教学老师的带领下完成）。

4. 跟踪评估（手术当天及术后 3 日）。

5. 提交书写内容：

（1）患者一般情况（性别、年龄、意识状态、生命体征、皮肤状况、各种管路及其引流、症状及体征；入院诊断、既往史和现病史等）。

（2）术前访视记录。手术当日及术后 3 日评估记录。

（3）患者存在的护理问题及依据。

（4）评估过程中所使用的工具或运用的知识技能。

（5）你对自己此次任务的评价（有哪些收获、存在的问题及对课程的建议？），科室老师对你的访视过程的评价意见。

6. 提前 1 周将作业提交到"讨论区"，等待辅导老师评阅。

7. 根据老师意见和建议进行修改完善。

8. 将修改完善后的作业在平台关闭前提交到"作业区"。

"出院患者的健康评估"作业要求

1. 根据所在科室的不同，可以选择 1 例内科或外科病情稳定即将康复出院的患者，也可使用以往的病例。

2. 选择案例要求：具有阳性症状和体征，存在需要解决的护理问题，如压疮未痊愈、需要进一步功能锻炼、带胃管、尿管或深静脉置管出院等。

3. 运用所学知识对该患者进行评估，包括接受健康教育的能力、患者身体恢复情况等。

4. 对收集的资料进行整理与分析，识别患者需要解决的问题并制订切实可行的出院健康教育计划。

5. 查阅资料，了解延续护理服务的国内外新进展，帮助患者完善自我管理。

6. 需要书写提交的内容：

（1）患者的一般情况：出院时间、出院诊断、患者目前意识状态、自主能力、生命体征、阳性体征、病愈情况、活动能力、出院方式。

（2）出院需带着的各种管路（深静脉置管、PICC 导管、胃管、尿管、引流管等）、伤口敷料、肢体活动、皮肤状况等。

（3）接受健康教育的能力评估：患者及家属的文化程度、理解能力、对危险程度的理解、依从性等。

（4）患者恢复情况评估：患者还有哪些护理问题未解决，疾病医治效果、病愈情况。

（5）出院指导。

（6）此患者可以采取哪些方法以保证住院护理延伸到患者出院后的治疗与康复中。

7. 提前 1 周将作业提交到"讨论区"，等待辅导老师评阅。

8. 根据老师意见和建议进行修改完善。

9. 将修改完善后的作业在平台关闭前提交到"作业区"。

"护理专业问题研究"课程设计与实践

—从理论到实践的持续改进

张建霞

【概要】

护理学科的特性在于其专业实践，在实践中，通过其特定的知识、技术以及与专业实践相符的价值观、职业道德服务于人群及整个社会。护理学科的建设和发展必须解决好护理实践活动问题，这既是护理学科发展的任务和目标，也是其发展应遵循的原则。护士在职教育是一种职业教育，强调了教育的专业性、实用性，应遵循职业教育的规律和护理职业的典型工作任务。作为护士，既应积极参与护理实践，又应敏锐地发现工作中的问题，应用科学的方法寻求解决问题的思路和方案，从而推动护理学科的发展，这是每一名护士的责任和工作任务。护理专业问题研究是关于如何应用科学的思维和方法解决护理实际工作中的问题，提高护理质量，推动护理学科发展的一门理论实践一体化的课程，是按护理实践规律和职业能力发展的逻辑规律设置的护理专业必修课程，涉及护理程序、护理研究、统计学分析以及各系统的护理专业知识。学习本门课程旨在提升学生评判性思维能力和发现并解决临床护理专业问题的能力，课程的设计和运作也紧密围绕这一目标进行，并在具体实施中通过持续改进的方法不断完善。本文对"护理专业问题研究"课程从设计到实践的开发过程进行了梳理，以期为广大同行提供参考和借鉴。

一、护理专业问题研究课程设计——由浅入深

（一）课程设计的总思路

基于护理职业发展的要求，遵循从"新手"到"专家"职业发展的规律，联合医院的实践专家和学院的教育专家，经过多次讨论、协商设计了护理专业问题研究的课程标准。护理专业问题研究偏向护理科研，对于临床的护士有一定的难度，并且考虑到是在职教育，学员需要边工作边学习，为了不给学员产生大的压力，课程内容分解为三个典型工作任务，三个学期完成，每学期完成一个任务，并且每个任务都进行了详细的阐述，采用任务导向的学习方式，循序渐进逐步提升。遵循由"易"到"难"、由"浅"到"深"的原则，也符合护士实际工作的发展，三个典型工作任务为：个案、综述、专题研究。在课程的实施过程中，根据学生的情况和实施中出现的问题进行持续改进和完善。主要是在具体要求和细节上进行微调和改进。

（二）护理专业问题研究从个案开始

护士从事的工作不只是打针发药、生活护理等简单的劳动，而是包括护理学在内的医学工作。而在医院的医疗服务中，护理工作责任制的实行使每一名患者从一入院开始就拥有自己的责任护士。责任护士掌握着患者所有的住院信息，直接为患者提供生活照护、心理护理、

疾病治疗、健康教育、康复和院外随访等服务。护理工作也是与患者接触最直接、最连续、最密切、最广泛的护理服务，护士能 24 小时陪伴在患者身旁，定期地巡视病房，所以通常在患者病情发生变化的时候护士往往是最早最快的问题发现者，特别在护理危重患者时，护士更是第一线的哨兵，随时观察着病情的变化，直接掌握着疾病的每一步进展与转归，为医生制订出下一步治疗方案提供最为准确及时的信息。例如，在脑外科患者生命体征的观察中，一旦病情骤变，如瞳孔不等、脑疝症状出现时，多为护士首先发现，然后即时向医生提供具体准确的信息促使医生能不失时机地做出抢救手术的决策。而在心脏病患者突然发生心脏停搏时，护士更需立即辅以人工呼吸、胸外心脏按压、建立静脉通道等最为迫切的第一步抢救，为后续的抢救赢得宝贵的时间。

综上所述，在临床护理工作中，责任护士需要利用自己的专业知识为患者提供安全、有效、高质量的护理，帮助患者解除病痛、恢复健康、回归社会。但是在实际工作中，每位患者都具有个体性和差异性，病情也不尽相同，遇到复杂、疑难、罕见、特殊、危重等病例时，常规的护理流程、措施无法解决患者的护理问题，这时临床护理人员该怎么办呢？这时候就需要护士采用科学的方法、评判性的思维进行思考、观察、探索、创新和尝试，并及时总结护理经验和不足，持续改进，不断实践和完善，最终形成有循证依据的、经过实践验证的科学的护理规范。把护理这些病例的过程按照一定的格式用文字记录下来，就是个案论文，通过期刊等媒体进行传播，护理经验就可以共享，从而推动整个护理学科的发展。个案研究是和临床护士工作最贴近的一种论文形式，能够提高护士护理患者的水平，也是护士最熟悉、最容易学习、完成的提高科研能力的一种方法。护士应该能够从临床工作中发现符合要求的个案病例，结合自身的专业知识和经验发现病例的特殊护理问题。通过查阅文献书籍或探索性的临床实践采取个体化的措施解决护理问题，并使用科学、逻辑性的语言按照一定的格式记录整个护理过程，供他人学习借鉴。

（三）综述是深入进行护理专业问题研究的前提

文献综述是作者针对某一主题，在阅读大量相关的原始文献后，对其数据、资料和观点进行归纳、总结、对比、分析和评价而写成的一种专题性的学术论文。文献综述属于二次文献，其资料来源于已发表的文献，专题性强，具有一定的深度和时间性，能反映某一专题的历史背景、研究现状和发展趋势。文献综述的特点主要体现在"综、述"两字上。所谓"综"，即将大量分散、重复、甚至相左的有关某一主题的文献资料进行归纳和综合，分析其异同点，使资料更精炼，观点更明确；所谓"述"，即结合作者的观点和实践经验，对文献中的观点、结论进行分析和述评，阐明自己的看法，同时对该课题的未来发展方向及研究重点加以预测。一篇好的文献综述，可使读者快速了解该专题的研究动态和发展趋势，从而明确当前需解决的问题，从中获取研究选题的思路，并能从其大量参考文献中获得有关原始文献的线索。书写一篇文献综述时，一般经历选题、搜集和整理文献资料、拟定提纲、成文等几个基本步骤。

临床护理质量的提高需要临床工作人员合理地应用现有的研究结论和指南及规范，并在实践中不断发现问题、分析问题、解决问题，通过不断实践、发展、创造、更新实现学科的持续发展。临床护理实际遇到的困难与患者经常发生的问题往往是护理科研选题的焦点，其课题的提出来自患者或护理人员本身；通过查阅、分析、归纳、评价和利用文献陈述问题的研究背景和研究进展，并学习借鉴其研究的方法和思路，为下一步的解决问题奠定基础。

（四）专题研究推动护理学科发展

护理学是生命科学的重要组成部分，没有科学的理论和扎实的技术是难以胜任的。随着医学模式的转变，许多护理理论需要进一步发展与完善，护理技术和常规需要重新验证。护理专业问题研究的最终目的是从护理实践中研究并探索护理理论、护理方法和先进的护理手段以指导临床实践，提高护理工作效率，提高人类的健康水平。这些都需要护理人员在工作中能保持敏锐的眼光、评判性思维，发现实际工作中需要解决和改进的护理问题，或是对当前的护理常规和技术提出质疑，能设计出科学的解决问题的方案，并付诸实践（科研设计、实施、资料收集和分析、讨论）。掌握科研论文写作的格式和注意事项，并能对文章进行简要评论。

二、发现专业问题是进行护理研究的前提

绝大多数护理人员想做科研，但普遍反映每天做一些常规和平凡的事情，感觉没题可选，其实是护士对身边发生的事未认真思考，习以为然，缺乏评判性思考的习惯，未发现需要研究的问题，致使一些好题材在不知不觉中溜走了，当看到别人的文章发表或在某一方面的研究获得成功时，才感叹这些工作我们也做过，这些现象我们也看到过，怎么就没有想到要深入研究呢。其实，护士在临床一线，有着丰富的临床资源，接触患者机会多，实践操作多，遇到的问题也最多，只要细心观察，认真思考，时刻保持对专业发展前沿和动态的敏感性，就会发现大量的护理科研问题。

（一）护理人员可以通过以下途径获得发现专业问题的灵感

1.阅读 阅读各种书籍、网站和护理杂志是获取专业问题研究信息的最佳途径，花时少、信息量大，而且这些信息会提供护理专业问题研究的方向和选题指南。了解对护理专业问题研究的发展前沿及动态趋势。

2.交流 参加相关学术交流，及时了解国内外护理专业发展状况，掌握本学科发展动向，为护理研究的立题提供导向。如果在听取别人成果交流时，发现研究工作中有不完善的地方或有进一步探讨之处便是以后研究的内容，此外护士之间、医护之间的交流和请教专家等也是获取研究信息的良好途径。

3.观察 科学研究离不开观察，观察是发现问题的前提，护士工作在临床第一线，实践机会最多，只要潜心观察，做工作中的有心人，就不难在日常工作中发现问题。而实际工作中暴露的问题和矛盾正是需要我们研究的问题。

4.记录 护理人员要养成记工作笔记的习惯，把工作过程中遇到的特殊情况、解决问题的方法以及悬而未决的问题记录下来，为护理专业问题研究提供线索。

（二）发现专业问题需要评判性思维

护理专业问题研究需要有敏锐的眼光、科研的意识，更需要有评判性的思维，以下是举例在临床工作中经常会出现的工作情境：

1.情境一 小李是从护理学院毕业的本科生，被分配到了泌尿外科从事临床护理工作，在工作半年以后，小李逐渐适应了临床的护理工作，能够独立完成各个岗位的工作，这时

候小李开始对临床工作中的一些现象进行思考。根据泌尿科术后护理常规，患者术后需要留置尿管，并且 Bid 地使用 0.25‰ 的聚维酮碘（碘伏）进行尿道口的护理。针对这一现象，工作多年的老护士认为已经成为工作的一部分，是理所当然的事情，留置了尿管就要常规进行尿道口护理，即使有的患者能够自理，没有发生泌尿系感染，或是患者对使用聚维酮碘感到局部有刺激症状，护士也会说这是术后护理常规。小李却从患者的感受和临床护理工作量出发考虑留置尿管的患者是否需要常规使用聚维酮碘进行尿道口护理？什么样的患者需要？护理的频率是什么？等提出了一系列的问题。后来小李又和医生沟通并查阅文献，发现国外已经有研究证实，对于没有尿道口感染的患者建议使用温水清洗即可，但国内类似研究较少。于是凭着对护理专业问题研究的敏感性，小李提出了进行两种不同尿道口护理方法的对比研究。

2. 情境二：小张护理大专毕业后被分配到了神经内科工作，许多脑血管疾病的患者会出现神志障碍和吞咽困难，影响患者进食，为了提高患者的营养，通常会给患者留置胃管进行鼻饲。小张在护理鼻饲的患者过程中，经常会发现患者出现呛咳的现象，而且还发现患者的体位基本都是平卧位，这个现象引起了小张的关注。通过进一步观察，小张又发现这种现象在昏迷的患者中发生率更高。随后小张又去调查了卧床鼻饲患者的肺部感染率，发现感染率较高，针对这一问题小张提出了一些护理问题：鼻饲患者的体位问题（半卧位 vs. 平卧位）；昏迷患者的鼻饲方法问题。

护理专业问题的研究来自临床的护理实践和细节，可以不用专业的设备和实验室，来自宏观群体的护理专业问题的科研设计，条件可简可繁，不受专科限制，护理人员在完成护理工作的同时，也能做好护理课题研究，撰写出高质量的科研论文。

三、在实践中不断完善的课程标准和细节

虽然在课程的开发和设计阶段已经征求了实践专家、理论专家和教学对象的建议，但作为第一次的教育方案和课程的改革，在实践中仍然需要根据实际运行情况和发现的问题按照 PDCA 持续改进的原则不断完善课程设计和内容，使课程既进行了典型工作任务教学的革新，又能达到在职教育的目标，还能适应教育对象的实际状况。

（一）课程标准的改进

课程分了三个学期，每次课程结束，都进行总结和改进，使课程既能达到专业教育的要求，又能使学生通过积极的努力达到目标，完成任务。个案和综述本身和临床护理工作结合较密切，学员基本都能按照任务的要求完成，并提交作业，但是第三学期的专题研究难度有些大。在职教育的学员和统招的学生不同，大家的起点差异较大，年龄、工作时间、所在的医院和科室、从事的具体工作都有很大的不同，而且要做好一项护理专业的专题研究，需要有足够的时间和样本支持，顺利完成这项作业并作为一项课程的考核要求，难度较大。但是作为护理本科教育的要求，本科学位的护理人员必须具有进行护理研究的能力，而且只有开展大规模的护理专题研究才能真正推动学科的发展，所以学生还必须掌握护理研究的相关知识。经过和专家、学生等多方人员的协商，最后把第三阶段典型工作任务改为撰写开题报告，鼓励有条件、有能力的学员完成专题研究（作为加分项），同时为考核学员的理论知识，加上了对给定科研文章的评析（要求按照进行专题研究的步骤和论文写作的要求进行评价）。

（二）阶段目标的不断细化

典型工作任务教育不同于传统的网络教育，传统的网络教育是学生自学，最后通过试卷考试即可，而典型工作任务的学习是学员通过辅导老师的引导和自学，最终完成和工作相关的典型工作任务，在完成任务中获取了知识，并运用了所学的知识，真正做到学以致用、学有所用。为了让学员能更好地完成工作任务，需要在课程设计中把任务阐述得比较明确，并且把每一阶段的子任务和具体要求清晰化，最好采用标准化的格式。例如，在综述部分，要求学员针对发现的护理专业问题进行文献检索 30 篇，要求查看原始文献，并至少分析评价10 篇相关的文献，对文献的分析包括：研究的类型、研究的设计、样本量、数据分析、结果、讨论、文献的主要结论等。这样学员必须围绕选定的研究主题去查阅文献，并对文献进行分类和评价，在完成这个任务中，学员就学习并运用了文献检索的知识和论文评析的知识，并知道如何用文献来支持自己的观点。

（三）学生和老师之间的有效沟通

课程改革需要老师和学员都做出巨大的付出和努力，需要老师和学员经常进行沟通和讨论，还包括老师的网上指导和及时鼓励以及学员之间的互助。关于课程任务的理解，不同岗位的学员会有差异，例如关于个案，手术室的学员、门诊的学员以及处于行政岗位的学员就比较困惑，觉得很难找到案例，其实对于个案研究，不一定都要是住院的患者，只要是我们护理或服务的对象即可。个案研究的广义定义是对单一的研究对象进行深入而具体研究的方法。个案研究的对象可以是个人，也可以是个别团体或机构。所以个案研究的对象可以是你在手术室中配合进行手术的患者，也可以是你在门诊分诊或接诊过的患者，也可以是你所管辖病区的一位护士，只要你针对其中的一项有特殊性的事件采取了措施，得到了一定的效果，并且认为这项措施很有意义，值得推广，都可以按照个案的形式书写个案。最后手术室的学员针对如何成功缓解一位手术患者的术前焦虑完成了一篇个案；口腔门诊的学员针对如何配合完成一例高难度的口腔手术提交了个案。由于课程时间所限，要求学员在规定时间内完成任务，可能很多学员不一定能找到符合要求的案例，但是只要按照课业的要求逐步完成了任务，对于学员都是一种收获，在以后的工作中，一旦遇到特殊、疑难、复杂、罕见病例，学员就会知道如何寻找最佳的护理方案，如何进行经验总结，如何撰写成文章进行推广。

（四）考核的改进

由于学员差异较大，自主学习能力不一，为了保证教学的效果，需要适度地进行考核，在考核的设计上也进行了改进，最初的考核就是让学员通过学习北京大学医学网络教育学院资源设计中心推荐的教材和课程知识库的内容，按要求完成任务，并积极参与网上讨论即可。运行两个月以后，发现一些学员提交的作业质量不高，不知道如何进行问题的陈述和文献的检索及呈现，而这些内容都在课程的知识库中有明确的讲解，所以有些学员根本没有学习课程知识库的内容。此外还有学员不积极完成作业，总是在快到关闭前的 3 天之内提交作业（阶段作业完成的时间是 1 个月），这样留给老师审阅并提出建议，再让学员修改的时间太短，不利于提高作业的质量。另外，个别学员对作业不认真，对于老师和其他学员提出的建议不进行修改，提交作业时还存在很大问题。分析这种现象，与护士的工作确实繁忙、学习时间有限、需要积极的引导有关，也与考核的要求欠全面有关；针对这种现象，对考核要求进行了改进，例如，把 1 个月的时间分成了两部分，前 20 天要求学员必须提交初始作业，老师进行审阅，学员之间也可以进行互评，后 10 天要求学员根据老师和同学的建议进行修改，完善作业，再次提交。同时加入了关于知识点的开放性问题的考核。例如：如何结合自己的实际工作进行护理专业问题研究的选题？主要考核学员对选题的要求，以及如何发现护理问题。通过改进后，学员投入学习的时间提高了，自学情况有了改善，作业的质量也有了改进。

四、教学阶段式任务及引导式课程作业应用

由于护理专业问题研究的内容高于护士日常工作的内容，培养的是护士评判性思维和发现问题、解决问题的能力，课程学习有一定的难度，所以更需要辅导老师引导式的教学和课程作业的设计，本门课程辅导老师是 1 对 20～30 的配置。下面以个案研究为例说明 4 个阶段引导式课程作业的设计。

（一）第一阶段任务及目标

护士应该能够从临床工作中发现符合要求的个案病例（复杂、疑难、特殊、罕见、危重、新技术），并结合自身的专业知识和经验发现病例现存的、或特殊的、或潜在的护理问题。

提交要求：能在 4 月 15 日前提交 1 份病历及 3～5 个护理问题

提交方法：论坛区

提交要求：病历描述内容包括：姓名、性别、年龄，诊断、动态病情变化要点，300 字左右，病历为 2014 年 3 月 15 日以后病例，其中所分析的护理问题是考虑的要点：现存的、典型的或潜在的等特殊问题；病情动态变化要点及护理问题的描述最好请有一定经验的医护人员确认。

任务说明及思考：在临床护理工作中，责任护士需要利用自己的专业知识为患者提供安全、有效、高质量的护理，帮助患者解除病痛、恢复健康、回归社会。但是在实际工作中，每位患者都具有个体性和差异性，病情也不尽相同，遇到复杂、疑难、罕见、特殊、危重等病例时，常规的护理流程、措施无法解决患者的护理问题，这时临床护理人员该怎么办呢？这时候就需要护士采用科学的方法、评判性的思维进行思考、观察、探索、创新和尝试，并及时总结护理经验和不足，持续改进，不断实践和完善，最终形成有循证依据的、经过实践验证的科学的护理规范。

（二）第二阶段任务及目标

护士能熟练利用信息资源进行文献检索获取有效的护理信息，通过查阅文献，针对提出的护理问题列出科学的、有循证依据的护理措施。

提交要求：5 月 15 日前提交针对第一阶段所提护理问题的护理措施。

提交方法：论坛区

提交要求：按照护理程序的格式描述护理问题和措施，护理措施要具体可操作、可实施、可评价，并且要有理论依据或文献支持。经验性的护理措施也需要有理论依据或阐明采取这种方法的理由。查阅的文献（至少 5 篇）按照《中华护理杂志》参考文献的格式要求列在最后。文献的主题内容要和提出的护理问题相关。

任务说明及思考：培养护士解决问题的能力是护理专业问题研究的主要目的之一。针对临床中出现的各种各样的问题，护士需要知道如何获得帮助来寻求找到解决问题的方法和思

路。在目前各种信息极其丰富的时代，护士一定要知道如何利用信息工具和平台来获得帮助，并且要学会如何辨别和筛选对我们工作有用的、科学的信息，这都需要护士有查阅文献、评价文献和正确利用文献的能力。为了更好地完成本阶段的课业，提高学员查阅文献、解决问题的能力，请大家认真学习"文献检索"的课程，自学"护理程序"和"护理诊断"等相关书籍。

（三）第三阶段任务及目标

学员能针对之前提交的案例和护理问题，根据患者的具体情况制订个体化的护理计划，并对护理计划和措施的实施情况进行效果评价（至少有 2 天的记录评价）。

提交要求：6 月 15 日前提交针对前两个阶段作业中案例、护理问题和护理措施所制订的护理计划和效果评价。在此期间，如果有更加合适的案例，也可以重新提交前两个阶段的作业，要求同前，最终在 6 月 15 日前提交所有要求的作业。

形式不限：可用文字叙述或用表格记录。

提交方法：论坛区。

内容要求：按照时间顺序或患者病情的发展变化以及临床中实际工作的需要为患者制订护理计划单，根据患者的护理问题和拟定的护理措施以及预期的效果合理实施护理计划，并及时对患者进行评估，评价护理措施实施效果。根据结果及时修订护理措施，完善护理计划，最终实现对患者高质量的护理。

任务说明及思考：根据对患者的评估发现护理问题，通过查阅文献或借助以往的经验制订护理计划和实施护理措施，这是护理患者的基本过程。对于已经有循证依据的措施，我们可以借鉴运用，并证实其效果和科学性；对于创新性的方法和措施，我们需要边实施边观察，及时客观评价其效果，成功的护理措施要详细描述，以便于他人借鉴，无效的护理措施需要及时更新。

（四）第四阶段任务及目标

学员能够针对前三个阶段的学习和练习，使用科学、逻辑、概括性的语言按照个案报告论文的撰写格式记录对所选案例的整个护理过程，提交符合写作要求的护理个案。

提交要求：针对前几个阶段所选择的案例，根据护理评估提出护理问题，通过查阅文献和循证确保所采取护理措施的科学性和规范性，并以护理日志的形式记录整个护理过程。最后通过归纳、分析、汇总按照文题、署名、前言、病例简介和护理措施、体会或讨论、参考文献的格式以文字呈现整个护理过程（提交时间 7 月 15 日前）。

提交形式：Word 文字版。

提交方法：论坛区

任务说明及思考：步入临床工作的护理人员首先面对的就是一个一个的患者，需要护士利用自己的专业知识为患者提供有效、高质量的护理，帮助患者解除病痛、恢复健康、回归社会。遇到复杂、疑难、罕见病例时，常规的护理流程和措施没办法解决，就需要我们利用科学的工作、评判性的思维进行思考、探索、尝试、创新。并及时总结经验和不足，持续改进，不断实践和完善，最终形成有循证依据的、科学的护理规范。个案研究就是针对这种工作情境的一项任务，是和临床护士工作最贴近的一种论文形式。即使大家这段时间内在工作中没有遇到符合要求的案例，也可以选择自己认为最具有代表性的病例按照各个阶段的要求积极完成作业，最终提交一份完整的护理个案，所有这些学习和锻炼都会指导学生在今后的工作中去积极思考，以敏锐的眼光去发现问题，以科学的方法去解决问题。

个案的格式要求：

文题：1 例 XXXXXX 疾病患者的 XXX 护理

署名：

前言：描述该类个案发生概率（表明罕见）和 / 或其严重性 / 特殊性（表明疑难），阐明选择理由。

病例简介和护理措施：选择 1 例或几例，动态描述实际出现的问题和具体措施（性别、年龄、职业、症状、体征、主要检查 / 专科检查阳性结果、诊疗情况、护理方案、治疗经过、效果、预后等）。

体会 / 讨论：本护理方案的优点或不足之处，进一步阐明机制，提出新见解，指出有否推广应用的价值以及改进的建议或意见。

参考文献

五、学生的收获

希望通过护理专业问题研究的学习，学生能有以下收获：

有形成果：完成了护理个案研究论文、护理综述、专题研究开题报告（有能力的学员可以完成专题的研究并撰写成文。

无形成果：通过学习提高学员的发现问题、解决问题的能力；提高学员利用信息资源的能力；能通过循证研究提高临床实践能力，提高护理质量。

通过学员平台的沟通和中期课程的总结交流，学员表示通过课程的学习，掌握了护理专业问题研究的思路和方法，能够按照规范书写个案和综述，在工作中能够保持敏锐发现问题的眼光、科学解决问题的思维，对自己的工作有很大的帮助。

以上是对"护理专业问题研究"这门课程设计和实施的持续改进过程，在以后的课程运行中，也会针对出现的问题进行深入分析，不断完善课程标准和内容。此外，通过对课程运行中一些问题的反思，建议北医网院是否需要在入学门槛中设置一些基本的条件和要求，对学员进行筛选，从而保证基于典型工作任务的远程护理学专业课程的教学效果。

"护理质量监控" 课程设计
——在职护士实现参与全面质量管理的桥梁和阶梯

袁 翠

【概要】

北京大学医学网络教育学院，从 2011 年开始进行了为期近 5 年的综合实践探索，形成以临床岗位需求为导向、遵循职业成长发展规律的护理学专业专升本课程体系，形成了 12 门以典型工作任务为导向的主干课程。其中"护理质量监控"这门课程是在第四个学期，学生已经有了一定的理论和实践的基础上开设的。从课程的性质上来讲，护理质量监控是护理学专业的一门理论实践一体化的课程，建立在基础护理学、护理管理学、护理安全与风险管理、医学统计学以及各专科疾病护理等专业知识基础上，是护理学专业的专业必修课程。学习本门课程旨在提升学生对护理质量管理、控制知识与方法的掌握，达到提高患者护理质量的目标。护理质量管理是护理管理工作中的核心内容，在很大程度上代表着医院管理质量的水平。在整个在职教育的学习中，护理质量监控课程内容抽象，知识点复杂，对于学生来说不易理解和掌握。而通过实施以典型工作任务为导向的课程设计，对促进学生护理质量管理知识的获取以及批判性思维能力等核心能力的发展具有重要意义，使得本门课程更加符合岗位需要，与临床实践更加贴近。将基于典型工作任务的护理质量监控课程设计中的感悟介绍如下：

一、课程设置背景

(一) 课程设置的管理背景

质量是所有组织追求的永恒目标。医疗品质的核心价值即是"以患者为中心，保证质量的安全"。护理质量是指护理人员为患者提供护理技术和生活服务的过程与效果，以及满足服务对象需要的程度。为了保证医疗护理质量的持续改进，每一位医护人员都在努力。美国医学研究院（institute of medicine，IOM），2001 年提出优质的医疗体系须达六大目标：安全（safety）、有效（effectiveness）、患者为中心（patient-centeredness）、及时（timeliness）、效率（efficiency）、公平（equity）。在历史上，质量管理和监控的演变过程主要经历了三个阶段，第二次世界大战以前是主要注重结果检查的质量检验阶段，到 20 世纪 50 年代是开始关注过程控制的统计质量控制阶段，到 20 世纪 80 年代后管理更加注重的是差错预防，也就是进入了全面质量管理的时代。全面质量管理是 1961 年由美国通用汽车公司 Feigenbaum 提出的，并广泛应用于工业领域企业管理。全面质量管理的概念是指一个组织以质量为中心，以全员参与为基础，充分考虑顾客要求，将专业技术、管理技术和数据统计结合起来，控制生产全过程影响质量的因素，在最经济的水平上把组织内各部门研制质量、维持质量和提高质量的活动构为一体，给顾客提供需要的产品和服务的一种科学、严密、高效的管理体系。在这个全面质量管理的时代，奉行的原则是"质量第一、用户至上、预防为主、用数据说话、按 PDCA 办事"。全面质量管理的主要特点是"三全"管理，即全过程的质量管理、全员参加的质量管理和全面的质量管理。其实这也是护理质量持续改进的过程，在原有质量基础上不断定位新的标准，加强质量监控，使护理质量管理始终处在一个良性的循环轨道中。

（二）课程设置的临床背景

加强护理质量监控，不断提高护理服务质量，使患者满意是护理质量管理的主要任务，是医院护理管理的永恒主题。全面质量管理在护理中的应用和研究相对较少。有研究显示，全面质量管理应用到胸外科肿瘤患者的全程护理管理，提高了基础护理的合格率和患者对护理质量的满意度。姜小鹰等以全面质量管理为导向，通过改革人才培养方案、优化课程体系、创新教学方法和手段、加强教材建设、构建实践教学新体系等各环节为重点的全过程教学质量管理，形成了具有特色的护理学本科教学模式。也有学者报道全面质量管理在护理管理中的应用，经全面质量控制管理后，护理满意度较实施前有了明显提升。

尽管如上所述，全面质量管理的概念在临床护理、护理管理、护理教育等都有一些应用，然而在实际的临床护理过程中，对于普通临床护士来说，还远远做不到全过程的质量管理、全员参加的质量管理和全面的质量管理。要想实现全面质量管理和监控，光靠自觉是完成不了的。因为首先很少有护士会认为质量管理和监控是我的事情，"我只是一名普通的护士，我不想做领导，所以就不用参与管理"，这是不少普通临床护士的心理特点。其次，很少有普通护士能够掌握从前馈质量控制、要素质量控制、终末质量控制三个阶段对管理的患者进行质量监控。这是目前护理质量管理中的现实情况。然而为了真正保证和提高护理质量，每一位护理人员都应该关心护理质量，落实质量控制工作。因为归根到底，按照护理程序对患者进行的护理过程都是一次质量管理的过程，每一名护士都需要在质量管理活动中注重评价护理过程和成效，注重持续质量改进，使患者真正从护理质量控制中受益，享受舒适、安全满意的护理服务。

（三）基于典型工作任务的护理质量监控课程是临床护士参与护理质量管理，实现全面质量管理内涵的有效途径和阶梯

要想实现全面质量管理，必须要通过教育或实践性参与才能帮助普通护士认识到管理不仅仅是领导者的责任和义务，护理质量与人人息息相关，人人参与护理质量的实现过程、参与每个环节。而基于典型工作任务的护理质量监控课程正好可以在这两个方面实现。首先许多普通护士可以通过选择在职远程教育学习护理质量管理的理论和内涵，提升自我管理意识和综合素质；其次，这种基于典型工作任务的课程设计要求学生必须在临床工作中去参与质量管理和监控，才可以完成学习任务。所以应该说，基于典型工作任务的护理质量监控课程是临床护士参与护理质量管理，实现全面质量管理内涵的有效途径和阶梯。因此，本门课程的设计之初即是如此，希望从在职教育开始，让每一位正在工作中的护理人员，学习相关的质量管理知识，理解全面质量管理的内涵和重要性，掌握常用的护理质量管理方法和工具，并尝试用解决工作任务的方法实现参与到全面质量管理的过程中，运用管理方法和工具（PDCA、品管圈、根本原因分析法、5S、头脑风暴、流程图、特性要因图等）解决工作中遇到的质量问题，并掌握对护理风险的管理，尤其是护理不良事件，能对不良事件进行分析，优化流程，持续改进，最终实现人人参与到护理质量监控过程的目标，正所谓思路决定出路、目标决定高度、态度决定深度。

二、护理质量监控课程设计过程及思路

本课程改革在设计之初便是针对在职护理人员。这门课程是经过临床专家、教育专家的反复论证和修订完成的，课程的特点是更贴近临床，理论实践一体化，符合在职教育的基本原则从新手到专家，符合护士职业生涯发展的规划。在进行基于典型工作任务的护理质量监控课程的设计过程中，我们主要的设计思路如下：

（一）学习情境设计

学习情境设计的好坏直接决定着教学效果，不仅要符合护理质量监控课程的教学特点，也要考虑到临床护士的工作特点，还要注重任务的实用性。在教学实践中，学习情境的设计必须与学生实际岗位相结合，并且具有显见的实用性，这样才能激发其强烈的学习兴趣，顺利完成工作任务。因而，设计的学习情境应是有实践基础的真实任务，也是学生在学习和未来工作中可能会遇到的真实情境。在两个学习情境的设计过程中，充分考虑到了工作任务的具体性和实用性。比如在第一个学习情境中要求针对一个具体的临床质量问题，从要素、环节、终末质量三个方面完成质量的监控。因为学生一般在单位中没有参与质量监控的经历，无法找到一个具体的实用性的质量问题，因此，教师结合案例教学法，以一两个实际的例子告诉学生具体的质量问题的特点，并且特别强调了在寻找质量问题的时候要考虑到在本病房的实用性和可操作性。教师在该工作任务给予学生的建议是：

1.建议学生可以向病房的护士长或其他管理者去征求建议，病房有哪些需要解决的临床质量问题？管理者考虑到的质量问题一般是工作中非常具体和实用性的题目，如果学生的工作任务在实际操作的过程中得到了管理者的认可，甚至能够帮助解决管理者工作中最需解决的问题，那么就可以保证质量问题的具体性和实用性。

2.如果学生还是无法自己找出具体的质量问题，在论坛互动中可以提出来，由教师结合自己的经验，在了解学生病房特点的基础上，帮助学生列出几个具体的、可操作的可以在临床工作中完成的质量问题，由学生从中选择。

（二）学习情境设计的难易程度

学习这门课程的学生都是在职护士，学生一边要完成自己的临床护理工作，一边要完成学习任务，而且由于年龄特点比较特殊，要谈恋爱，结婚，生孩子，照顾家庭等。这种临床工作和学生生活的特点对学生来说是一个非常大的挑战。因此，学习情境设计时要考虑难易程度。不要设置太难的任务，这样会打击学生的信心，增加其畏难情绪；当然也不可设计过于简单的任务，这样就缺少挑战性，会让学生觉得没有新鲜感，不能激发学生的兴趣。好的工作任务设计应当尽量切合实际，难易适中。因此，为了让学生顺利完成这门课程的学习并掌握到相应的管理学知识和能力，不会因为时间和精力不够，对困难望而却步，也不会因为太简单让学生失去学习的兴趣，我们在考虑两个学习情境的同时，特别考虑到任务完成的难易程度要适中这一点。我们的做法是，在学习过程中要求学生首先将自己选出的具体质量问题或风险管理事件的题目在论坛中提出来（参与论坛互动也占据一定的成绩，所以学生会比较积极地参与互动），由教师对初步选定的具体题目给予把关，如果问题不可操作，难度太大，无法驾驭，则建议学生另选题目。对于时间的考虑也是如此，每个工作任务给予2个月的时间来完成，尽量保证时间是足够的。

（三）对学习成果进行考核和评价

采用行动导向教学法，应该说在实际操作上要比传统教学法复杂很多，其中，如何对工作任务的完成进行评价和考核是一个难点，因为任课教师不可能来到每一个学生的临床实际工作地点，考察工作任务完成情况。基于这样的考虑，我们在设计护理质量监控课程的两个学习情境时，想到最好的考核方法是能够较好地表达学生在工作中完成学习任务过程中的情况，同时又有可以量化的反映工作任务完成情况的作业，从而可以同时达到过程性评价和形成性评价的目的。所以最终经过专家的讨论和初步的实验之后，每个学习情境都分解为两个阶段，每个阶段用具体和可评价的指标来考核作业完成情况。课题设置了4个小的作业要求学生提交，满分50分，每个阶段还要求完成一个开放性测试题，每个开放性测试题为15分，总分为30分。例如，在第一个阶段的两个作业中，对应学习任务在临床上实施的每一个关键阶段，教师制定了相应的表格来填写，包括持续质量改进选题申报表格（详见表1）和PDCA持续改进的报告表（详见表2）。在第二个阶段要完成的任务是针对每个临床护士在工作中都有可能会遇到的不良事件，第一个作业是运用前馈管理知识，列举1个在实际工作中合理、正确运用风险防范知识规避护理风险的案例。第二个是列举1个在工作中管理护理不良事件的案例并可采用管理方法进行分析（如根本原因分析法）。这四个作业都是非常具体可评价的内容，同时对应了工作任务实施过程的每一个关键步骤，能够很好地反映工作任务完成的阶段和程度。

三、护理质量监控课程设计结果——学习情境及考核方法

在经过了专家研讨等一系列工作的基础上，本门课程最终设计了两个学习情境。最终的考核分为四个部分，情境任务作业占50分，每个25分；参与论坛互动占20分；参与课程学习（阅读书籍、课程资源学习），以开放性测试题形式评价，占30分。

（一）第一阶段学习情境任务及目标

1.学习时间　2个月，3月15日－5月14日

2.学习情境任务一　学生树立参与质量管理和监控的理念，以先进的理论、科学的方法和工具，针对一个面临的护理质量问题，从要素质量、环节质量、终末质量三个方面建立健全质量评价体系，调动所有人员的积极主动性，为患者提供专业、高质量、满意的服务。学习的目标是要理解护理质量管理的相关概念和方法，掌握护理质量监控的方法和工具，并能通过多种方式（培训、督导和检查等）进行护理质量的过程控制，能定期运用科学的方法对指标进行分析，并利用管理工具，发现工作中的不足，不断完善提高，配合护理管理者做好质量控制及护理持续改进（参与质量管理、品管圈）。

3.考核方式及要求

作业1　列举1~2个面临的需改善的和护理质量问题相关的案例（10分）。

作业要求　需要描述该案例的具体名称、意义、衡量指标等，必须为护理相关、质量相关问题，要具备具体性、可行性、可衡量性。4月4日至4月14日在"讨论区"提交填写好的"护理质量改进项目申报表"（表格模板到学习参考资料模块下载），待辅导老师评阅后，学生可根据老师意见进行修改，于4月14日前将最终版作业提交"作业区"。注意：作业一旦在作业区提交，则不可再做修改，作业得分以学生在作业区提交的作业为准。

举例：需改善的和护理质量问题相关的项目

病区管理：公药管理、降低噪声、废弃物管理、交班完整性

患者管理：健康教育达标率、知情同意完成率、康复训练的依从性、助行器康复锻炼关节圈

成本管理：XX 部门漏账率、记账完整性、耗材登记完整性、被服管理

护理服务：等候时间、护理礼仪服务、红绿灯应答率、接电话礼仪、提高抽血患者满意度

患者安全：跌倒、走失、拔管、给药安全、化疗、腹泻皮肤护理、不良事件报告率、防火墙

医院感染：洗手依从性 / 正确率、呼吸机相关肺炎、导管相关血流感染、留置尿管相关感染、外科伤口部位感染率

护理操作：监护仪完好率、报警设置达标率、病例书写达标率、术前准备完整率、手术核对清单应用、提高瞳孔测量准确率、提高胰岛素注射部位规范轮换率、降低送检标本缺陷发生率

作业 2：运用质量管理方法（建议使用 PDCA）解决提出的护理质量问题（15 分）。

作业要求：列出具体实施步骤（如 PDCA 的四个阶段八个步骤），5 月 4 日至 5 月 14 日在"讨论区"提交填写的"pdca 案例实施记录"（表 2），待辅导老师评阅后，学生可根据老师意见进行修改，于 5 月 14 日前将最终版作业提交到"作业区"。

（二）第二阶段学习情境任务及目标

1. 学习时间：5 月 15 日— 7 月 15 日

2. 学习情境任务二：在临床工作中能运用风险管理的知识，规避护理风险的发生，如果发生护理风险（主要指不良事件），知晓并能按照要求进行不良事件的上报、分析和改进，避免类似风险的再次发生，达到保障患者安全、持续提高护理质量的目的。目标为学生能陈述护理安全和风险管理的意义，掌握患者安全管理的方法，并能定期对不良事件进行分析，优化流程，持续改进。能主动参与风险防范的活动，配合护理管理者保障患者安全，规避风险。

3. 考核方式及要求

作业 1：列举 1 个在实际工作中合理、正确运用风险防范知识规避护理风险的案例（10 分）

作业要求：6 月 14 日前提交一份案例报告，500 字以上，报告中需列出

（1）具体案例名称

（2）如何规避评估风险

（3）采用何种预防措施

（4）最后结果

举例：为避免跌倒的发生，对入院患者进行风险评估，高危患者采取健康教育、设置提示牌、加床挡、防滑地面等措施，患者近 1 个月的跌倒发生人次数降低。

作业 2：列举 1 个在工作中管理护理不良事件的案例（正确上报、科学分析、并能设计改进措施）（15 分）

作业要求：7 月 15 日前提交一份案例报告，500 字以上，报告中需描述

（1）发生的不良事件名称

（2）不良事件发生时间、地点、过程（要求尽量具体详尽），患者当时情况

（3）上报的流程

（4）分析原因及改进措施

不良事件是指伤害事件并非由于原有疾病所导致的，而是由于医疗护理行为造成患者死亡、住院时间延长或离院时仍带有某种程度的失能，原来称为护理差错和护理事故。不良事件包括：住院期间发生的跌倒、压疮、管路滑脱、用药错误、静脉炎 / 渗出、针刺伤、走失、误吸、烫伤等。

（三）其他方面考核及要求

1. 论坛互动占 20 分

在课程学习期间，网络课程平台"讨论区"将持续开放，学生可持续关注平台信息了解本课程相关动态。学生预交作业需在"讨论区"以主题帖的形式发帖，每位同学需针对四份作业发起四个主题帖，由老师及其他同学给予修改建议，学生对作业进行相应修改。学生在学习过程中有任何疑问或对作业有疑问均可在讨论区发起讨论，老师和其他同学可相应解答，学生也可对上传到讨论区的作业及论坛进行点评，并按照课程要求完成学生自我评价以及他人互评。

2. 开放性测试题占 30 分

开放性测试题一：请从质量管理的三要素（要素质量 - 环节质量 - 终末质量）阐述如何全面做好质量控制？（15 分）

开放性测试题二：如何从质量管理方面规避职业风险（如：针刺伤、院内感染、给药差错、护患冲突等）？（15 分）

开放新测试题具体要求：每个题目要求 300 ~ 500 字，内容详细，理论与实践相结合，参考课件及推荐的书籍；以 word 形式提交到"讨论区"，同学之间可在"讨论区"互相讨论，待辅导老师评阅后，学生可根据老师意见进行修改。

四、在课程学习和教学实施过程中的感悟

（一）对教师的要求——学习过程中也要进行持续改进

除了从全局的角度来安排教学内容，精细设计每个工作任务以外，为了让学生尽快掌握理论知识并有借鉴的书籍，建议学生可参考学习"护理管理学""质量管理学""流程管理""护理风险管理""TO ERR IS HUMAN"等书籍，然而在学习的过程中，学生在论坛中反映，这些书籍大多没有时间和精力去阅读，有没有更加简单的资料可以借鉴？因此，我们为学生推荐可以借鉴医院自身规章制度与流程、医院工作制度、质控中心及护理学会网站上的相关内容，这些资料更容易获得和阅读，学生感觉更加有用。因此，教师在学习实施的过程中要根据学生的情况随时进行一些调整和改进，应该说这是一个持续改进的教学过程。

（二）学生的心理转变——成长飞跃

学习这门管理课程并在临床工作中完成这样的工作任务，无疑对于那些从来没有管理意识的普通护士来说是一个大的挑战。我们发现，在课程学习中，学生心理经历了以下几个转变：

1. 学生不了解管理监控的意义和方法，是一个知识学习的过程。

2. 虽然学习了管理监控的理论和方法，但内心深处并不认同全面质量管理的理念，甚至很多学生表示更愿意做一个普通护士。

3. 必须完成的作业阶段。为了完成作业，学生不得不去边实践边学习管理工具和方法，并在临床工作中通过各种方法（大多会向护士长或其他同事请求帮助），寻找质量问题并完成学习性工作任务。当然，部分学生可能会在这一阶段停止前进。

4. 通过完成工作任务，真正接受了全面质量管理的理念，并有可能之后在工作中继续关注和实践理论。部分学生可能在学习任务的完成过程中得到了护士长或管理者的青睐和赞扬。

下面以一名学生的具体案例来表达学生在学习护理质量监控课程中的心理转变。学生王某，25岁，在第一作业讨论区发的帖子为："老师，我虽然去上课了，但是我根本就没有理解这个作业该怎么去写，太难了，可能是我的理解能力有问题，我觉得我不适合这样的学习。老师，谢谢您的指导，我想我的实验班之旅该结束了"。看到这样的回帖，作为一名教师，首先要给予足够的鼓励，其次是要给予具体的帮助和引导。我首先回复："你好！王某，我看到你的回帖真是感觉好伤心啊。如果你现在就放弃的话，真的是太可惜了。这门管理的课程的确是有些难度的，作业可能也有些抽象。但我相信只要你努力坚持下去，你会在课程和作业中学到你意想不到的东西。甚至如果在自己的工作中真的去尝试完成这样的管理改进工作任务，也非常有可能会得到护士长或其他管理者的青睐！所以真的不要放弃"。之后，我又接着问她："关于作业，我会帮助你的！你在科室是负责什么工作呢？或者你对哪些方面比较感兴趣？我来帮助你找到一个好的质量问题"。之后与她的交谈中我了解到这名护士在科室是负责一个小组手卫生工作的检查，我们发现这是一个特别好的契机，于是我告诉她："你可以从手卫生的依从性方面来寻找看看有没有可做的工作哦！比如可以采取一些质量监控的措施来提高手卫生的依从性"。这个学生因为本身就负责这项工作，所以对这个具体的学习任务非常有信心，她写道："上次感染疾病科的人说我们小组的手卫生依从性不达标，我觉得很有必要写个。勤洗手是预防患者感染发生的一个很好的办法，所以我们都要做到"。最后这个学生也得到了护士长的赞扬和青睐，实现了成长的飞跃。

五、工作任务完成中存在的问题和对未来的设想

从教育学的角度讲，教育的最终目标是实现与临床工作的无缝对接，将学习到的知识应用到自己的临床工作中。正是基于这样的理念，本次课程的设计才开始采用完成工作任务的方法，解决具体的护理质量问题，完成作业。其初衷是希望学生可以边学习，边实践，边掌握。护理质量监控以往的学习经验就是太抽象，不好理解和掌握，通过基于典型工作任务的课程设计，将管理学中抽象的理论和方法变成具体工作中需要完成的任务。可以说，这门课程非常适合这种教育理念的改革，与基于典型工作任务的学习方法简直是完美的契合。然而在实施的过程中，我们也发现有以下几个问题是需要改进的。

（一）完成时间问题

由于课程设置和学生毕业周期的原因，允许学生在临床中完成两个学习情境任务的时间非常有限，而一个质量问题的改善需要较长的时间，所以部分学生会觉得较为吃力。比如说第一个学习情境任务中要求学生首先提出护理质量问题，然后运用质量管理方法解决提出的

护理质量问题。这要求学生在 2 个月的时间内完成，然而临床中有一些护理问题的改善是长时间努力改进的结果，一个持续改进的 PDCA 循环或品管圈要花费几个月甚至半年、一年的时间才可以统计出改进的效果。因此，在今后的课程设计中，建议可以尝试设置阶段性的学习情境任务，或者延长该门课程的学习时间，那么护理质量监控课程学习的效果会更好。

（二）参与性问题

学生在完成学习情境任务过程中可能会遇到许多困难，尤其是对于护理质量管理和监控过程的参与要受到许多限制，比如管理者是否乐见其成；如需帮助其余同事是否愿意配合等，可以说在目前国内临床护理工作中，如果没有临床护理管理者的支持和鼓励，学生是很难真正完成这样的管理型工作任务的。因此，将来在设置工作任务的时候，可以对病房的管理者（如护士长）进行访谈，让他们提出一些希望学生能够帮助解决的临床护理质量问题，并给予相应的鼓励和支持，这样工作任务的完成会更简便，也更有意义。

（三）教学形式问题

在整个教学实施的过程中，行动导向教学法始终贯穿教学全过程并采用了多种教学方式，如教师视频和课堂教学、小组课堂或在线讨论，参与论坛互动、教师面对面或在线指导等形式，其中参与论坛互动和教师在线指导是本门课程的主要教学形式。在参与论坛活动的过程中，我们发现教师只能通过书面语言进行指导，而管理监控的知识非常抽象，不好理解，许多问题解释可能存在误解，所以对教师语言能力的要求较高，如果一个问题解释不清楚，对教师的要求是一定要有耐心，要多向学生解释几遍，也可以鼓励其他同学发言，从学生自身的角度帮助同学解决问题；同时，教师要多使用鼓励的话语增加学生的自信心。随着远程教育的发展，在不远的将来相信这种远程的互动也可以加入语音表达，像微信一样可以进行实时互动，而不仅仅是通过文字书写一种方式，相信效果会更好。

六、小结

本文首先介绍了护理质量监控这门课程设置的管理背景和临床背景，阐述了基于典型工作任务的护理质量监控课程是临床护士参与护理质量管理、实现全面质量管理内涵的有效途径和阶梯。这门课程的设计思路中考虑到了学习情境任务设置的具体性和实用性、难易程度，以及如何有效地对学习任务进行考核和评价。之后本文具体地描述了两个学习情境任务内容，及两个学习阶段的具体任务和目标。应该说这门护理质量监控课程的设计非常好地契合了典型工作任务的思想，取得了较好的效果。但课程设计的过程和学生学习的过程一样，是一个循序渐进、逐渐发展、持续改进的过程，在今后的课程学习中，我们将继续总结出现的问题和经验，完善课程。

表 1 护理质量改进项目申报表

项目简介	所在科室\病房		项目负责人		成员人数	
	项目主题					
	选题过程 （要有原始记录）					
	选题说明 （包括三部分内 容，300 字以内）	1.选题背景				
		2.选题衡量指标（很重要，最好要有比较客观的可以计算出具体数据并可衡量 的评价指标，评价该项目实施之后的效果，例如发生次数、频率等）				
		3.选题意义				
	参考文献					

表2　PDCA护理持续质量改进案例记录表（首页）

案例简介	项目名称					
	负责人		开始日期		案例编号	
	问题描述：相关概念、衡量指标及改进意义					

1.分析现状，找出问题	5.执行实施计划
2.分析影响因素及原因	
3.找出主要影响因素及原因	
4.针对主要原因，制定计划	
7.巩固改进成果（标准化）	6.检查计划执行结果
8.遗留问题或新问题处理	

P　D
A　C

备注：①案例记录表第1页篇幅有限，仅用于记录要点，详细步骤记录于续页中②案例编号：病房4位数分机号，如2383—三位数案例顺序号，如001—PDCA循环轮次，如1，即：2383—001—1

"护理专业问题研究"课程教学实践

刘　娜

【概要】

护理专业问题研究的任务是发现实际工作中需要解决和改进的护理问题，或是对当前的护理常规和技术提出质疑，能设计出科学地解决问题的方案并根据个人的能力付诸实践。基于典型工作任务的行动导向教学法将工作中需要的知识和技能与系统化的实际工作相联系，是现行职业教育模式改革的重要举措。北京大学医学网络教育学院将基于典型工作任务的行动导向教学法应用于护理学专业课程体系改革，以适应当今社会医疗护理的发展，培养出具有科研能力的高级护理人才。本文就护理专业问题研究课程改革过程中的实践经验进行了总结，从课程界面的设定、课程论坛区的应用、课程知识库的应用、教学效果的评价等方面进行介绍，旨在为护理研究教学方法改革提供依据。

在医学领域中，护理学是一门学科性很强的专业。护理专业问题研究具有很强的理论性、学术性、社会性和实践性。教育部将本科学生的培养目标规定为"能在护理领域内从事临床护理、预防保健、护理管理、护理教学和护理科研的高级专门人才"，可见国家对本科学生科研能力的重视。但目前本科学生科研能力的培养缺乏连贯性，即基础培训、护理研究的课程教学、科研实践三者之间没有形成有机的结合，导致本科学生知识结构松散、科研能力难以得到系统的培养。护士在职教育是一种职业教育，更强调了教育的专业性、实用性，应遵循职业教育的规律和护理职业的典型工作任务。基于典型工作任务的教学法是由德国不莱梅大学技术与教育研究所提出的，它是当代德国职业教育思想的体现。典型工作任务是职业行动中的具体工作领域，是工作过程结构完整的综合性任务，它反映了职业工作的内容和形式，以及该任务在整个职业中的意义、功能和作用。基于典型工作任务的教学法将工作中需要的知识和技能与系统化的实际工作相联系，是现行职业教育模式改革的重要举措。北京大学医学网络教育学院（简称北医网院）将基于典型工作任务的教学法应用于护理学专业课程体系改革，以适应当今社会医疗护理的发展，培养出具有科研能力的高级护理人才。本文介绍了护理专业问题研究课程改革过程中的实践经验，旨在为护理研究教学方法改革提供依据。

一、"基于典型工作任务"教学实践的理论依据

典型工作任务是一项有代表性的职业工作行动任务，包括计划、实施和评估等整个行动过程。典型工作任务不是具体的工作环节，而是一个复杂工作活动中的完整工作过程。刚从校园走出的护士，最缺乏的是一种综合应用能力，这大部分是一种隐性能力，无法具体体现，因此人们无法脱离具体工作来对能力培养。典型工作任务是搭建工作与学习的立交桥，对于护理专业研究来说，学生将来可能要面临哪些工作，把这些工作提炼出来，再分解成一个个具有代表性的工作任务，然后与教学目标结合起来，转换成学习内容。教师带领和指导

学生完成典型工作任务的过程，将知识点和技能点涵盖进来、有机联系起来。学生通过完成典型工作任务，在做的过程中就不知不觉掌握了蕴藏在工作任务中的知识点和技能点。

任务导向法源自德国"双元制"职业教育模式中的一种教学方法，"双元制"是一种国家立法支持、校企合作共建的办学制度。"双元制"中的一元是指职业学校，其主要职能是传授与职业有关的专业知识；另一元是企业或公共事业单位等校外实训场所，其主要职能是让学生在企业里接受职业技能方面的专业培训。任务导向法的理论依据是建构主义学习理论，强调学生的学习活动必须与多个任务或问题相结合，以探索问题来引发和维持学生的学习兴趣和动机。基于典型工作任务的护理专业问题研究教学以过程为导向，关注工作过程，贴近真实的护理专业问题研究任务。学习领域打破了传统的学科体系，实现了工作过程的系统化。如护理科学研究中，数据分析方法为统计学知识，传统的统计学与护理研究是两门独立的课程。而在学生完成典型工作任务过程中，要根据任务查阅和学习相关知识，从而完成开题报告或论文撰写的任务。

二、"基于典型工作任务"的教学实践

根据专业对应岗位的培养目标，以实际工作过程和工作任务为导向，打破以往课程设置中学科体系的束缚，开发基于典型工作任务的学习领域。北医网院护理学专业专升本在职教育中护理专业问题研究分为三个学期，共60个学时（3学分）。本门课程的学习目标是学生在工作中能保持敏锐的眼光、评判性思维，发现实际工作中需要解决和改进的护理问题，或是对当前的护理常规和技术提出质疑，能设计出科学的解决问题的方案，根据个人的能力付诸实践（科研设计、实施、资料收集和分析、讨论）。掌握科研论文写作的格式和注意事项，能对文章进行简要评论。下面以该门课程第三学期"护理专业问题研究（3）"为例，介绍课程教学实践过程。"护理专业问题研究（3）"设计了四个学习任务，任务一：利用科研的思维梳理工作中的各项内容，发现存在的问题或需要改进的问题，并陈述理由，确立选题；任务二：针对发现的问题，设计出科学解决问题的方案，撰写开题报告；任务三：按照开题报告实施科研；任务四：对给定的文章进行简要述评。考虑到护理科学研究时间问题，大部分学生难以在一个学期的时间完成一篇独立的科学研究，任务三和任务四学生可选做一项。

教学过程中，教师应改变传统的课堂教学方法，关注于提高学生的自学能力。在教学实践中，注意引导学生深刻理解课程的教学目标和典型工作任务。因为只有学生对此有了深入的了解，才能知道学习什么和为什么学习，从而产生学习的欲望和动力；其次，引导学生掌握正确的学习方法，形成多样性、灵活性、个性化的教学方法。

以一位学生的任务完成经过为例，介绍课程教学实践过程。"护理专业问题研究（3）"任务一：利用科研的思维梳理工作中的各项内容，发现存在的问题或需要改进的问题，并陈述理由，确立选题。具体过程见表1。

表1　某学生完成第一阶段工作任务作业改进的过程

频次	学生提交作业	指导教师分析思路	指导教师指导内容
1	题目：膝关节术后患者功能锻炼；选题理由：膝关节外伤造成韧带损伤、半月板损伤、膝关节僵硬等，治疗是目前未完全解决的难题之一，保守治疗常难奏效，通过手术及术后护理，患者得到一定好转，术后功能锻炼的好坏直接影响到治疗效果	学生在临床中遇到的问题或者其感兴趣的问题并没有描述清楚，通过选题理由陈述可了解学生的初衷是通过护理措施改善膝关节术后患者功能锻炼效果	一般科学研究论文的题目包括干预方法+研究对象+研究内容+目标，本研究题目中仅有研究对象和研究内容，表述不清楚
2	术前、术后护理对膝关节术后患者功能锻炼的干预效果	干预方法即术前、术后护理没有创新性，重复临床工作研究没有意义	建议题目改为个体化护理对膝关节术后患者功能锻炼干预效果的研究
3	同伴教育对膝关节术后患者功能锻炼的干预效果研究	同伴教育的干预方法较新颖	选题较新颖，有一定的临床意义。很好！建议查阅"同伴教育"相关的进一步陈述选题理由
4	同伴教育对膝关节术后患者功能锻炼的干预效果研究 选题理由：膝关节外伤造成韧带损伤、半月板损伤、膝关节僵硬等，通过手术治疗，患者得到一定好转，而术后患者的功能锻炼直接影响到患者生活质量。同伴教育指的是人们通常愿意听取年龄相仿、知识背景、兴趣爱好相近的同伴、朋友的意见和建议。通常首先对有影响力和号召力的同伴教育者进行有目的的培训，使其掌握一定的知识和技巧，然后再由他们向周围的患者传播知识和技能，以达到教育的目的。同伴教育用于膝关节术后患者功能锻炼的研究较少。本研究旨在探讨同伴教育在膝关节术后患者功能锻炼的效果	干预方法较新颖，研究对象较具体，研究目标较明确	选题较具体，有意义，具有可行性。选题理由陈述较清楚。第一阶段的任务完成不错！加油

（一）"基于典型工作任务"教学空间的设计

"教学空间"包括两层含义：一是由物质和技术等要素构成的三维物理环境，即教学所发生的具体的自然性空间；二是由在该空间中的人及其教学活动所构成的社会空间。"基于典型工作任务"的教学实践要求教师以丰富灵活、开放互动、交流共享的心态和相关技术来开展教学活动，在信息技术的支撑下，充分运用资源丰富、立体互动和整体优化的教学育人平台体系。随着时代的发展和进步，学生对知识的探索渠道不再满足于课本、教师和学校，他们更多会自主从数据库、网络和社交论坛中获取新知识。"基于典型工作任务"的教学空间包括学校里的面授课和基于网络平台的教学，并以网络平台的教学为主。

1.课程界面教学内容的设计

网络平台上，课程界面的设定完全根据课程的特点由任课教师设定。任课教师按照呈现内容重要性及学生感兴趣的程度设定。"护理专业问题研究(3)"的课程界面分为3个部分，左边为导航栏，右边为动态信息栏，中间为课程核心部分。课程核心部分呈现四个方面的内容。第一部分课程学习重要提示：包括作业提交要求、遇到问题应该如何寻求老师的帮助等；第二部分学习任务和考核要求：包括考核形式及分值，本门课程的考核为全过程及典型工作任务的完成情况，无闭卷考试。学习任务明确标示出任务名称及截止时间；第三部分任务的具体内容和要求以及导航，学生通过相关栏目的点击进入自己所关心的学习内容，如本课程的具体学习任务、学习目标、讨论区、作业区等；第四部分为学习参考资料。在课程运行中，课程界面还可以根据实际情况进行调整。

2.课程论坛区的应用

"护理专业问题研究（3）"的教学流程分为6个关键环节。①教师对完成本学习任务进行说明，学生明确学习任务。②学生学习相关知识、构建理论基础，教师答疑。③学生在实际工作中寻找的护理专业问题，通过查阅文献和专家指导确立问题，实际解决问题的方法和方案。④在线讨论，互相评价彼此的选题和方案，分享学习经验。⑤学生与老师沟通，教师指导。⑥完成阶段作业。以上6个步骤除了第一部分是面对面的交流，其他的都是在网络平台上完成，而课程论坛区是主要的交流空间。一方面它是学生遇到困难寻找帮助的空间、完成任务全过程的记录空间，同时也是指导教师给予指导、掌握任务完成时间量的空间。因此，对于课程论坛的应用至关重要。教师在指导学生的时候，了解学生的学习情况和任务完成情况，尽量用鼓励性的评价语气，目的是激发学生的学习兴趣。对于学生的心理变化需要进行及时掌握和辅导，从而更好地促进学生学习。

3.课程知识库的应用

北医网院为学生和教师提供了网络平台，可以保存各种文件和数据，并可以查阅和本门课程相关的课件和视频。指导教师可以根据课程学习需要上传相关资料，学生可以通过知识库学习相关理论知识，极大地方便了学生的学习。但是，仅依靠指导老师的资源是有限的，建议学院安排专业人员收集整理相关书籍、文献等参考资料，呈现在信息库供师生查阅。

（二）课程评价方式

传统的护理研究学习评价方式基本以学科体系知识掌握为主要评判要求，其中期末考试成绩占学生成绩的主要部分，这种评价方式能基本涵盖学生的主要学习活动及效果，但不能很好地反映基于典型工作任务课程教学目标的要求，也不能完全了解学生除学科知识以外的能力。基于典型工作任务课程的评价分为过程性评价和形成性评价，过程性评价包括论坛参与量、论坛讨论过程中典型工作任务完成的进步幅度和典型工作任务课程完成的质量；形成性评价为典型工作任务完成质量。每个阶段学习情境任务的评价有具体分值，包括论坛讨论得分及学习情境工作任务得分。同时教师针对学生学习情境任务的完成情况对学生学习过程中文字性描述的评价，对每一个学生提供比较有针对性的激励评价，引导学生更加清晰地知道自己在完成任务中的优势和存在的问题，以帮助学生在下次任务实施过程中加以发扬和不断完善，这为以后的临床护理专业问题实践研究提供了进一步学习的方向。无论是得分还是评价，都及时地在网络学习平台上公布，以便学生自己、同伴和老师随时了解学生工作任务的完成情况。该门课程没有闭卷考试。

三、"基于典型工作任务"的教学实践优势

"护理专业问题研究"的教学实践快2年了，护理专业问题研究三个学期的教学实践也即将完成。基于典型工作任务的护理专业问题研究教学与传统课程教学比较具有明显的优势：①基于典型工作任务，落实职业能力，重构了课程知识序列；②基于典型工作任务，落实能力培养，设计了"教、学、做"一体化教学模式；③教学过程与工作过程融为一体，开发了适应"学中做"和"做中学"的教学资源；④建立了开放的评价体系；⑤以能力为主线，

设计并实施了护理专业问题研究的课程，实现了对学生职业素养的培养。教学方法在不断改进中，也更加符合学生的学习需求，并不断得到了学生的认可。

四、教学实践中遇到的问题及反思

"基于典型工作任务"的教学改变"以教材为中心、以教师为中心、以课堂为中心"的教学方式，改变"满堂灌"和"填鸭式"的传统教学方法，提倡参与式、启发式、讨论式教学，综合提高学生的解决临床实际问题的能力。以往的教学，学生缺乏科研的实践过程，是抽象的；理论知识学习会感觉到内容零散、枯燥、难以理解和掌握，学生更难体会到理论内容和实际科研实践工作的联系。而临床实际工作中完成的工作任务需要涉及多方面的知识和能力。因此基于典型工作任务的教学依据临床护理实际工作提出典型的工作任务，解决临床实际工作中的问题。以描述现象或事物的现状，分析现象之间的联系，评价护理措施的效果，为解决护理工作中的实际问题提供科学依据。

大多数教师接受的教育是传统教学方法，故在教学改革实践中、在指导学生的过程中，需要突破传统的思维方式。在教学实践初始阶段，在指导学生完成典型工作任务过程中，作为辅导老师会有如下担心：学生基础知识是否掌握？学生能否抓住解决本次任务的核心内容？学生能否完成任务？因此，会试图通过寻找知识点帮助学生完成任务。遇到学生任务完成存在问题的时候，试图通过强调重点内容帮助学生解决问题。随着对典型工作任务深入了解，在指导学生的过程中，更偏重于在学习方法上、完成任务的过程中进行针对性的、及时的指导。

学生在学习的过程中，尤其是接触到典型工作任务的初始阶段，在接到任务后会有无从下手的感觉。例如，学生在完成第二阶段开题报告任务时，对开题报告的概念、开题报告涉及的内容、每一个部分的作用和各部分间的逻辑性都不了解，论坛讨论时学生甚至不知道该讨论什么内容。学生感到压力很大，因为以往的学习过程是教师先授课，然后布置作业，学生根据讲课内容完成作业。而基于典型工作任务的教学是先提出任务，然后根据任务去学习，给予学生自主学习空间。转变学习方式使学生不能很快适应新的学习型态，往往会有压力大、沮丧的心态。因此，教师在设置工作任务时，一定要依从从简至难、从新手到专家的过程，同时给予学生心理支持和辅导。建议在课程设置中，加入"基于典型工作任务"教学的概念、理论依据、应用现状、可能遇到的问题等，能够在一定程度上缓解学生遇到新生事物的紧张感和压力感，能更好地适应这种教学方法。

五、小结

教学改革是一个体现教育规律，不断适应和满足社会和教学需求的过程，需要不断的创新实践。只有建立科学合理的教学体系和教学规范，并在实践的基础上不断完善，才能满足社会对护理人才能力素质的要求，将学生培养成应用型的高级护理人才。

"专科疾病护理综合训练"课程建设组织管理

李 晶

【概要】

"专科疾病护理综合训练"课程是基于典型工作任务的远程护理教育课程之一，供护理学专业专升本学生选修。课程主要是由慢性阻塞性肺疾病（chronic obstructure pulmonary disease，COPD）、高血压、冠状动脉粥样硬化性心脏病（冠心病）、糖尿病、直肠癌、胰腺癌、乳腺癌、骨关节病、膀胱肿瘤、子宫肌瘤等10个临床典型疾病的护理工作任务组成，要求学生必选各个科室均可能遇到的高血压、糖尿病、冠心病这3种疾病，其他7种疾病根据学生所在科室选学2种疾病。课程所涉及的这10种专科疾病的护理是临床常见的典型工作任务，课程内容均来自北京大学第一医院以循证为基础的"一病一品"专科疾病护理建设项目，体现从入院到出院的专科疾病全程优质护理，课程讲授的专科疾病护理品牌体现了专科护理的精华和难点，专科操作录像演示了专科疾病护理必备的专科护理操作，旨在通过此门课程提升学生的疾病专科护理知识水平和实际专科操作技能，提升学生对专科疾病的观察和处理能力，实现对患者的全程优质护理。

一、背景

典型工作任务是用完整的、有代表性的职业行动描述的一个职业的具体工作领域，也称为职业行动领域。典型工作任务是工作过程结构完整的综合性工作任务，反映了该职业典型的工作内容和工作方式。完成任务的方式方法和工作的结果多具有开放性，完成典型工作任务的过程同时也能促进从业者的职业能力发展。基于典型工作任务的远程护理学教育也需要将教、学、做合一，理论与实践教学合一，才符合护理学科特点和护理学教育的特点。北京大学医学网络教育学院进行的教学改革的课程均是基于护理的典型工作任务而设计。在本课程设计初期，北医网院邀请临床一线的护理带教老师和教学管理者参与设计，由职业教育专家讲解典型工作任务的概念和基于典型工作任务的教学方法，由临床专家共同回忆和陈述自己的护理职业成长历程、找出各阶段有代表性和挑战性的工作任务，并归纳出典型工作任务的框架，共同确定和描述典型工作任务的详细内容，为后续的课程设置打下坚实基础。

二、组织框架

为了保证课程"专科疾病护理综合训练"建设工作的顺利实施，在护理部的领导下，在北京大学医学网络教育学院的指导下，护理部成立了"专科疾病护理综合训练"课程建设小组，由护理部丁炎明主任牵头，北医网院课程负责人、护理部"一病一品"3位负责人组成核心组，负责课程建设的计划、组织、进度控制和质量管理。来自相关疾病所在病房的护士长和科护士长组成顾问组，负责课程内容的审核和修订。各专科疾病编写人员和授课老师负责课程的编写和授课，课程上线后的维护，作业评分和答疑等。"专科疾病护理综合训练"课程建设小组内设联络员一名，负责与北医网院就课程建设的相关内容进行沟通。

三、组织方法

"专科疾病护理综合训练"课程建设小组的工作主要包括以下 4 部分：

1.选定疾病名称："专科疾病护理综合训练"课程建设小组核心组共同讨论入选此门课程的"一病一品"疾病名称。核心组充分考虑到疾病的常见性、专科性，学生可能所在医院的层次、所在的科室和可能收治的病种，最终在现有的 106 种"一病一品"中选择内科的 COPD、高血压、冠心病、糖尿病、普外科的直肠癌、胰腺癌、乳腺癌、骨科的骨关节病、泌尿科的膀胱肿瘤、妇产科的子宫肌瘤作为这门课程的典型工作任务。

2.选定编写人员和教师："专科疾病护理综合训练"课程建设小组核心组共同讨论入选此门课程的编写人员和任课教师。为了保证课程内容的科学性和生动性，充分体现"一病一品"循证的理念，核心小组最终确定编写人员和任课教师要求为本科及以上学历，主管护师，从事所授课疾病的护理 5 年以上，参与"一病一品"项目培训和内容编写，有护理系学生的临床带教经验和课堂授课经验。

3.确定课程形式："专科疾病护理综合训练"课程建设小组核心组共同讨论课程的形式。北京大学第一医院张建霞前期参与了北医网院基于典型工作任务的远程护理教育课程的建设和课程授课，积累了丰富的经验。在张老师的建议下，核心小组讨论最终决定课程授课形式包括课程讲义、答题互动、操作示教录像、难点授课录像、讨论区讨论等形式。课程的考核形式包括课后网上答题、疾病护理病历提交，并分析同组人病历不足、专科操作录像。课后网上答题主要考查学生对疾病专科护理知识的掌握程度；疾病护理病历提交并分析同组人病历不足，主要训练学生专科疾病护理观察和护理书写能力以及评判性思维能力。专科操作录像主要考查学生的专科操作能力。

4.确定课程建设方式："专科疾病护理综合训练"课程建设小组核心组共同讨论课程建设方式。为了使课程建设工作高效、顺畅，核心小组讨论了课程建设的步骤为：撰写课程标准，撰写课业设计方案，制作课程 ppt 讲义，编写技能操作拍摄脚本，制作操作录像，录制难点讲解课程，网络讨论答疑，作业评分讲解等。在每个步骤开始时，均以一个疾病的"一病一品"为试点，制作模板，经北大医院顾问组审核，北医网院审核后，由联络员发给其他疾病编写者和授课者作为参考进行课程制作，并明确上交时间，经顾问组审核后，由联络员统一上交北医网院，从而明确了课程建设的具体要求，确保了课程建设的总体质量和进度。

四、课程特色

"专科疾病护理综合训练"课程内容均来源于北京大学第一医院"一病一品"疾病专科护理建设项目。2010 年，北京大学第一医院将循证护理与疾病专科护理及优质护理相结合，由北京大学第一医院国家临床重点专科和各病房实际收治的主要病种开始，逐步开展了"一病一品"疾病专科护理建设项目。"一病一品"是指以患者为中心，以循证护理为基础，以"热心接、耐心讲、细心观、诚心帮、温馨送、爱心访"的"优质护理服务链"为主线，为患者制订最佳的护理服务流程和护理方案，建设疾病专科护理品牌，为患者提供从入院至出院的全程专科疾病护理服务。"一病一品"突破传统的疾病护理常规，体现最新指南和循证，细化专科疾病护理评估和健康教育，并对护理措施进行总结和归纳，便于护士掌握，以此提高专科疾病护理的科学性，用循证的理念引领各个专科疾病护理的发展，为患者提供"全程、全面、专业、先进"的专科疾病护理服务，满足患者的生理、心理、社会需求，全面提升疾病专科护理质量。截至今年，北京大学第一医院共建设了106种"一病一品"，相关成果在全国学术会议上多次进行交流，有些成果在"中华护理杂志"上发表，"一病一品"由人民卫生出版社出版，受到广泛好评。在此基础上，开发的"专科疾病护理综合训练"课程，突破传统的护理课程模式，以每种疾病的全程优质护理为典型的工作任务，在充分循证的基础上，制作课程讲义 ppt，内容包括该种疾病相关的解剖、病理、诊断、治疗，以及从入院到出院情境下的护理，对于重点和难点内容采用教师讲授录像的方法帮助学生加强理解。学习这部分内容后，要求学生在线答题，进行理论知识的考核训练；对每种疾病核心的专科护理操作采用录像示教的方法，更加直观和具体，并要求学生上交同样操作的照片或录像作为作业，进行实际操作的训练；此外学生还需上交学习疾病的护理病历并分析同组人病历不足，进行专科疾病护理观察和护理书写能力以及评判性思维的训练。因此课程充分体现了全面、全程、优质和综合训练的特点，将先进的专科护理理论和实践相结合，运用于专科疾病护理的典型工作任务情境中，课程内容丰富，形式多样，具有极强的实用性。

五、小结

"专科疾病护理综合训练"以医院强大的循证护理团队的循证为基础，以医院强大的疾病专科护理专家为后盾，以这些常见疾病的专科护理为典型的工作任务，是一门来源于临床、实践于临床、受益于患者、集科学性和实用性为一体的课程。学生可以通过课程 ppt 快速掌握每个疾病的护理精华，通过专科操作录像直观看到每个操作的细节，通过教师讲授理解重点难点内容，通过网络平台实现答疑解惑。这样的课程设计以学生为教学的中心，充分考虑学生均为临床护士的特点，学以致用，用而有效，提高学生对患者的护理质量和护理效率，可以得到患者和学生所在科室的管理者的认可，从而提高了学生的学习兴趣和积极性。因此，如何进一步开发适合临床在职护士学习特点、适合北医网院教学特点的临床应用型课程，提高学生在临床典型护理工作情境中的综合能力，是今后课程设计需继续探索的问题。

行动导向教学法对在职学生能力的培养

童素梅

【概要】

随着社会的发展、医疗水平的不断进步，对护理学专业有了更高的要求，因此，加强在职护理人员的教育，更好地建设护理专业人员队伍，提高临床护理的综合水平十分必要。基于典型工作任务的行动导向教学方法，坚持以护理职业能力发展为导向，培养适应现代护理事业发展需要的，具有较扎实的专业知识，具有解决临床护理工作中复杂任务的综合职业能力、较强的护理教学、护理科研和护理管理能力，能够在各类医疗卫生、保健机构胜任护理和预防保健工作的应用型人才。提升学生思维能力、解决临床实际问题的能力、沟通能力、语言表达能力以及团队合作精神等。本文就目前基于典型工作任务的行动导向教学法对在职护理人员能力的培养进行总结梳理，以期为广大同行提供参考和借鉴。

一、基于典型工作任务的行动导向教学法

典型工作任务是以临床环境为依托的课程体系，以学生独立学习为主、结合小组式或在线学习讨论，教师面对面或在线指导，三种方式交替进行，行动导向教学法始终贯穿于教学全过程。

1.典型工作任务（也称职业行动领域）的简单描述：为学习领域课程设计提供简洁、基本而又重要的信息。典型工作任务描述中隐藏着该职业重要的"隐性知识"和技能；它与学习目标确定有直接的关系；只有了解典型工作任务的内涵及其工作过程后，才可能确定课程目标与课程内容。

2.典型工作任务的学习目标：不仅注重培养学生的自学能力、思维能力，更要着重培养学生的分析和解决问题的能力、沟通交流能力以及创新能力等，将学生作为教学的主体看待，以调动学生的积极性、主动性和创造性，让学生向全面发展而努力。

3.典型工作任务的教学评价：本课程强调学生的自主、参与和探讨，改变原有的评价方式，关注学生个体差异，注重过程性、表现性和发展性评价；借鉴临床对护理人员完成工作任务的评价内容及方式，设计对学生的评价考核，加强对学生各学习环节的考核，注重对学生学习任务完成过程的考核，根据学习任务的侧重点不同，不仅考核知识的掌握程度，更重要的是评价学生综合运用知识解决实际问题的能力。学生在完成项目任务的过程中，不断进行自我检查和评价，鼓励学生自评和互评，积极引入临床实践专家参与评价，教师在评价过程中起着引导调控作用。

行动导向教学法的改革不但关注学生护理理论、技能的综合能力，还关注其个人的专业发展，这对培养学生的专业素质、沟通能力、动手能力以及创新精神都尤为重要。

二、行动导向教学法对传统教学法的挑战

护理教学是全面掌握和深入融汇知识、锤炼科学思维和培养创新能力的关键环节，也

是培养学生专业技能的基本保障。综合起来，护理教学涵盖理论知识及实际操作技能两大部分；而在行动导向教学法与传统教学法上有所不同。

（一）传统护理教学法概述

1.护理理论知识的教学：多采用讲授法，是教师通过简明、生动的口头语言向学生传授知识、发展学生智力的方法，引导学生分析和认识问题，使学生能在短时间内获得大量的系统的科学知识。

2.护理操作教学：多以"教师示范——学生模仿练习——教师指导——考核"演示法的模式进行；在护理操作教学中常与讲授法配合使用。教师通过演示法将操作项目按照护理程序进行完整、正确的示范，给学生清晰、直观的印象。在观看完教师的演示后，学生分组进行练习，教师给予适当的指导，使学生运用操作原则，学会操作程序，掌握操作要领。

以上的这种教学法对护理教育有着很大的推进作用，但随着护理模式的转变，对护理教学提出了更高的要求，同时也暴露出传统教学法存在的一些问题。

（二）传统教学法存在的弊端

1.注重教师教而忽略学生自我学习能力：长期以来，人们把教学法片面地理解为只包含教的方法，忽略了指导学生进行学习的方法。没有很好地考虑学生主动学习的能力，没有给学生创造良好的自我发展空间，过多注重了教师教的作用。

2.重视知识灌输而忽视能力培养：传统教学法只注重将知识和技能传授给学生，而忽视了学生综合能力的培养，把学生作为知识的载体，从而造成学生只会死记硬背而实际应用能力、分析解决问题的能力较差，遇到突发情况时更是缺乏应变能力。

3.重视教学结果而忽视教学过程：传统教学法只注重按照护理操作程序进行项目操作，忽略对患者整体情况的分析，也就是忽略知识的来龙去脉，有意无意地压缩了学生对新知识学习的思维过程，不能启发学生的思维和想象，不易唤起学生的注意力和兴趣，研究气氛不够，学生学习的热情也逐渐降低。

4.重视教师教法而忽视学生学法：传统教学法，侧重于研究教法，很少研究学生的个体学法及二者之间的相互影响，所以教法针对性不强，从而减弱了实效性；课堂上教学活动包办代替过多，而忽略了学生的主体作用，忽略了教与学的相互联系和影响，减弱了教学效果。

总之，鉴于传统教学方法存在的以上问题，探索有效的护理教学方法，也是我们每一位教师应认真思索的问题。通过不断地总结教学经验，我们进行了新的教学实践和方法的改革，也就是基于典型工作任务的行动导向教学法的实施。

（三）基于典型工作任务的行动导向教学法的职业发展价值

本课程注重培养学生的临床护理理论与实践相结合的能力，提升学生思维能力、解决临床实际问题的能力、沟通能力、语言表达能力以及团队合作精神等。强调学生通过本课程的相关理论知识的学习，在实际的工作中收集情境案例，并在情境作业中能够充分体现运用所学知识，以实际体验的形式，让学生领会各个情境教与学的方法、步骤与意义；同时，学习过程中遇到的困惑可以请教身边高年资的护士同事或在论坛上与同学进行交流。

三、典型工作任务课程对临床胜任力问题解决的推进

在当今的医院中，青年护士已成为医院护理队伍中的主力军，他们思想活跃，朝气蓬勃，是医院护理事业的未来和希望，但由于年轻，还存在许多不足。因此，需要尽快提高年轻护士的综合素质，才能适应新形势下护理工作的需要，为广大患者提供优质、富有内涵的高质量护理服务。所以，对于接受在职教育的学生们来说，临床工作胜任能力的培养至关重要。

1.护理胜任力定义：个体为正确和有效地完成护理任务，所具有的一系列知识 / 技能 / 能力和行为等。护理人员胜任能力是指能够识别优秀护理人员的个人潜在的 / 深层次的特征。

2.护理人员胜任力表现在哪些方面

（1）对护理工作的分析，护理人员胜任特征表现在以下 5 个方面：①护理专业知识；②护理专业技能；③动机；④人格特质；⑤自我概念。

（2）从护理领域分析，护士工作胜任力主要包括具有临床护理思维（护理程序的运用）能力，病情观察能力，规范操作能力，表达沟通能力，应变处理能力，人文关怀及素养等。

3.目前护理人员存在的胜任力问题

（1）思想不成熟，缺乏优良的意志品质：执行力和独立能力较低，对患者的各项所需缺乏主动性和责任感。

（2）缺乏工作经验，工作能力不强：专业知识不扎实，专业技能与临床实践不相适应；缺乏临床经验，独立工作以及发现、解决问题的能力。临床遇到问题只知其然而不知其所以然，工作应变能力及条理性差；对患者病情的观察和照顾不够细心。

（3）工作压力大，自我保护意识不强：缺乏与人有效沟通的技巧，法律意识及自我保护意识不强。

针对以上问题，我们应更加关注并加强对在职教育学生能力的培养。

四、基于典型工作任务的行动导向教学法的实施重点及重要性

1.基于典型工作任务的教学方法的工作重点：重视对学生实践能力和创新能力的培养：让学生在学习的过程中学会自己去思考；不是知识和技能的简单给予，而是对知识的形成过程、学生获取知识能力的培养；要求教师不是简单地将知识直接呈现在学生面前，而是提供案例、问题和情境，让学生自己去思考、去体验、去选择、去解决，在这一过程中让学生自己去判断；让学生自己去经历和体验知识的构建和生成过程。

2.在临床教学中的实施方法：以学生为中心，尊重学生个体的发展需求，启发学生去探索、去创新，采用多学科融合的培训和实践的结合方法；在教学形式上，由临床经验丰富的实践专家、专业教师共同参与课程的开发和设计，以一个职业的典型工作任务为基础设计专业课程，开发学习情境，组织网络学习资源。培养学生综合能力和评判性思维。

（1）护理教学运行与实施：学生的学习是基于任务，在教师的引导下进行网上自主学习和探究，教师提供必要的学习资料、参考资料、学习指南、案例分析等，引导学生完成任务的探究。教师成为学生学习的激励者、咨询者、指导者，完善学生支持服务，为学生提供个性化的支持。

（2）学习内容：是以典型工作任务为基础，它不仅仅是再现临床护理岗位任务要求，

而且还要全面考虑学生的职业生涯发展和学习规律；利用情境描述来学习运用临床相关知识，真正做到理论与实践的结合；同时提高自己发现问题解决问题的能力，首先教会学生学习的方法。

3. 在临床教学实施的重要性（意义）：临床是社会场所，临床学习是继续教育所必需的专业及个人技能、态度和行为的必要途径。

行动导向教学法与临床实践紧密结合，为学生提供了将基础理论知识转化到以患者为中心的高质量护理的重要媒介，很适合培养临床需要的护理专业人才，与临床教师的教学需求相符合。同时，作为来自临床的教师也必须参与学校所开展的相关教学培训，以掌握基于典型工作任务课程的要求和标准，并按北医网院要求进行课程设计。在设计过程中以临床工作重点为阶段情境学习任务提供参考依据。在课程实施过程中，通过课程答疑来指导学生完成临床实习、完成典型案例思考、准备及形成综合性作业。

五、以"临床基础护理"课程为例，说明行动导向教学法的临床应用及创新性

"临床基础护理"课程过程中行动导向教学方法的应用，选取四个典型情境学习任务，围绕护理全过程的工作重点任务：交接班、晨晚间护理、治疗护理过程中巡视、护理文字书写。

1. 课程的重要性

临床基础护理是护理专业的一门将理论知识与实践一体化的课程，是各专业护理工作的基础，是评价医院护理质量的重要标志之一，其任务是为接受治疗的患者创造最佳的环境和条件，提供良好的护理服务，满足患者生理、心理的需要，促进康复；本课程旨在提升学生将基础理论、操作知识在临床护理工作中全面规范运用的能力及提高在护理临床工作中的观察、思考、处理问题的能力。

2. 选取作为典型工作任务案例的背景

临床基础护理的学习在满足患者生理、心理、社会需求，树立以人的健康为中心，培养整体护理观中起到了至关重要的作用。在平时的基础护理中，护士任何一个细节的疏忽，都有可能造成无法挽回的损失。因此，加强基础护理的学习以及临床护理新技术的深入学习并将其运用到护理工作的方方面面，提高护理质量，保证医疗安全，提高患者的满意度是临床护理工作中的一项重点内容（图1）。

3. "临床基础护理"工作任务的描述

临床基础护理的典型工作任务及具体工作过程为：护士首先要评估患者病情及生理、心理、社会情况，针对致病因素和疾病本身的特异性导致的患者在生理功能、机体代谢、形体和心理状态等方面的异常变化及需求（如患者舒适的需要、清洁卫生的需要、饮食与营养的需要、排便及排尿活动的变化、生命体征的变化等），采取相应的基础护理措施帮助或指导患者解除由于这些变化而带来的痛苦和不适应，使之处于协调、适应的最佳身心状态，促进患者恢复健康；同时作为重要的护理文件要真实、全面地做好记录。

4. "临床基础护理"教学的组织与方法

任课教师依据临床护理实际工作要求，确定围绕护理工作全过程设立4项情境，包括晨晚间护理、交接班、治疗及护理过程中的巡视、护理文字书写四个情境；教师对学习任务、工作对象、基本学习内容及教学的组织与方法进行说明。使学生明确学习任务，制订学习计划，独立学习相关知识。

临床基础护理作业

姓名：　　　　学号：1499212162　　　　任务名称：晚间护理

> 患者×××　　女　86岁　慢性阻塞性肺病急性加重；骨折后
>
> 患者主因慢性咳嗽、咳痰30年，加重伴呼吸困难3天，由急诊平车推行入院。既往史：1个月前患者曾跌倒，右下肢骨折行夹板固定保守治疗。入院后患者口唇、甲床发绀，仍有咳嗽、咳黄痰，不易咳出。遵医嘱给予患者半坐卧位与端坐位交替休息；鼻导管吸氧2L/min与bipap呼吸机辅助通气交替使用；开放静脉行静脉抗感染、平喘、祛痰、补液治疗。并给予患者持续血氧饱和度监测血氧及心率。晚8点护士协助患者行晚间护理。
>
> 护士洗手戴口罩，协助患者取下呼吸机面罩，停用呼吸机辅助通气。改为鼻导管吸氧2L/min。
>
> 为患者准备漱口水，患者可自行刷牙，准备小盆吐漱口水。
>
> 患者刷牙完毕，给患者准备洗脸盆及温水、擦脸毛巾。患者自行洗脸后，收拾整理用物。
>
> 身下垫便盆小便，动作轻柔。清洁便盆后，给予患者行会阴擦洗。给予患者健侧下肢泡脚，患侧下肢温水擦脚。
>
> 协助患者更换睡衣、睡裤。
>
> 协助患者躺好，佩戴呼吸机，调节合适的压力，检查管路连接完好。
>
> 将信号灯放于患者伸手可及处，拉起床挡，开夜间照明灯，关大灯。
>
> 护士注意夜间巡视走路轻，关门轻，说话轻。
>
> 存在问题：
>
> 在协助患者睡前护理时，护士应该注意患者血氧饱和度的变化，并注意询问患者的感受，协助患者更换睡衣时也要特别注意保护患者骨折的腿。帮助患者擦洗患肢的时候，注意检查患者的皮温、下肢肿胀情况及足背动脉搏动。

图1　选取基于典型工作任务的临床基础护理案例

最高分：4 (1) [评分...▼]

> 回复：基础知识作业（一）
> 由 1　　　　　发表于 2015年03月28日 星期六 15:48
> 第一次见到ICU的交接，值得学习

最高分：- [评分...▼]

> 回复：基础知识作业（一）
> 由 1　　　　　发表于 2015年04月6日 星期一 20:38
> 可能老师的意思，希望交接班的护士之间有些互动，接班护士可能希望更深一步了解其他情况

最高分：- [评分...▼]

> 回复：基础知识作业（一）
> 由　　　　　表于 2015年04月3日 星期五 01:43
> 作业内容更像是一份病情的观察和描述，交接班实际上是工作交接中交班护士向接班护士对整体和重点工作及观察要点的描述。

图2　网上论坛交流

　　学生在实际工作中通过网上自学相关理论、工作岗位实操；包括使学生掌握医院相关的制度、要求、流程、护理常规、操作规范、质控标准等；寻找临床基础护理的典型情境案例，分析案例，并总结正确临床基础护理中四个情境的方法与要点，找出存在的问题及修正标准，能够阐述各情境存在的价值意义；学生参与论坛或小组课堂讨论、专题讨论、交流互相评价彼此的案例，找出目前同行间执行各情境的可借鉴点和（或）问题；探讨完成基础护理各情境的方法是否得当，教师面对面或在线指导，教师答疑（图2）。

　　5. 教学评价

　　本课程强调学生的自主、参与和探究，注重过程性、表现性和发展性评价，关注学生个体差异。借鉴临床对护理人员完成工作任务的评价内容和方式，设计对学生的评价考核。加强对学生学习环节的考核，注重对学生学习任务完成过程中的考核；根据学习任务的侧重点不同，注重对学生专业能力、社会能力、人格能力等全面评价。同时学生在完成学习任务的过程中不断进行自我检查和评价，辅以学生间互评，教师在此过程中起引导调控作用。评价形式：教师评价、小组评价和学生自我评价。

　　在实际工作中，学生能理解并规范运用所学知识并总结正确处理临床基础护理的经验。行动导向教学法始终贯穿教学全过程（图3）。

☑ 8.00 / 10.00	▣▶	2015年04月14日 星期二 17:00	W 《临床基础护理》作业.doc	2015年05月13日 星期三 14:54	1.病情交接较为详细； 2.未交接患者可以饮水、进食时间； 3.对患者体温的观察除了症状的观察，体温的监测也尤为重要，但未交接； 4.患者为膝关节置换术后，应交接患者的体位、卧床时间，生活自理情况及皮肤的观察。	8.00 / 10.00
☑ 7.00 / 10.00	▣▶	2015年04月13日 星期一 19:29	W 交班报告1.doc	2015年05月13日 星期三 14:55	1.作业只体现了患者病情的描述，但未对重点观察内容进行交接，未体现交接过程。 2.病情描述中请核实心中心率、血压始终恒定？未写明血压的单位，吸氧的流量，未交接患者麻醉术后的神志； 3.未使用作业模板。	7.00 / 10.00
☑ 6.50 / 10.00	▣▶	2015年04月14日 星期二 23:26	W 《临床基础护理》作业模板.doc	2015年05月13日 星期三 14:51	🔍 1.未详细交接患者伤口皮肤情况，尿色及当前主诉； 2.交接患者为跌倒高危人群，但未使用跌倒评分进行评估； 3.患者未输液，如何注意输液的通畅及有无药物渗出？ 4.关注了患者皮肤情况，但未交接具体的皮肤保护措施，如定时翻身或贴皮肤保护膜等； 5.查看病人伤口，未注意保…	6.50 / 10.00
☑ 8.00 / 10.00	▣▶	2015年03月28日 星期六 21:42	W 交接班《临床基础护理》作业模板.doc	2015年05月13日 星期三 15:14	1.患者病情较为简单，对于备术的患者应交代手术顺序及大概手术时间； 2.应共同交接患者手术区备皮等准备情况。	8.00 / 10.00

图3　辅导教师评价

6. 典型教学案例分享

（1）学生选择临床基础护理的典型情境案例

例1：护士早晨交接班后，巡视患者，患者老年男性，98岁，主因"间断胸痛20余年，加重13小时"以下壁心肌梗死收入院。既往高血压15年，永久起搏器植入12年，更换2年，慢性肾功能不全6年，慢性支气管炎和慢性阻塞性肺疾病16年，痛风2年。入院后予心电血压血氧监测，持续吸氧，硝普钠静脉泵入维持，右侧股静脉留置血滤置管。

分析案例：晨间护理时，首先评估患者合作程度、有无不适主诉及病房环境，观察生命体征。由于患者年龄较大，并且有新发的心肌梗死及血滤置管，需卧床，右下肢保持平直，不能下床活动。

处理方法：根据患者床单位清洁程度来决定是否需要更换床单、被套，如需更换，在操作时应该密切注意血滤置管，防止右腿弯曲。因患者年龄较大且长期卧床，还应该关注患者骶尾部皮肤。此患者骶尾部皮肤较薄，给予美皮康贴膜保护，定时协助患者翻身。

自我评论总结：

1）在操作过程中注意患者保暖

2）保持右下肢伸直，观察有无出血、渗血

3）密切观察心率、血压变化

4）保持各种管路通畅，防止打折，避免管路压在患者身下，引起压疮

5）晨间护理时，要湿式清扫，一床一巾，预防交叉感染

6）对于活动不便者给予更多的生活照顾

（2）"临床基础护理"情境任务作业案例：

"临床基础护理"情境任务作业一：交接班

情境作业要求：

1. 学生根据自己科室的工作设置情境，找出你在临床实践工作中关于交接班的典型案例。要求根据所负责患者的情况以及岗位要求，独立执行交班、接班工作。

2. 能够在交接班的过程中充分理解患者的需求、了解患者的情况并做出应对从而减少存在的或潜在的安全问题。

3. 描述分析案例中的交接班制度、流程在临床应用中的问题，评价交接班的效果，识别案例中影响交接班的相关因素，对案例中的问题提出改进建议。

4. 掌握交接班的制度、流程、职责、工作要求、应急流程及各种评估量表的使用，掌握交接班的内容、方式及不同方式的特点、适用范围。

5. 交班和接班前应该做哪些准备工作；接班者提前巡视，了解情况，交班者按交接班制度准备交班；要求分别书写交班、接班记录。

6. 完成情境评估任务后，请所在科室的教学老师给予评价意见。学生在第一个部分学习的第四周上交作业。

评价标准：

1. 提供的病例较典型（20分）

2. 采集信息的方法准确得当（10分）

3. 在评估的过程中运用知识点准确（10分）

4. 能够识别正常和异常，提出的护理问题准确、完整、无遗漏（30分）

5. 能够运用风险评估量表，预测出患者存在的安全风险隐患（10）

6. 入院评估单填写准确、完整，符合护理文件书写规范要求（10分）

7. 在评估患者过程中，使用工具、仪器、操作设备等符合卫生部门有关规定，并注意保护性诊疗原则（10分）

姓名：王X　学号：XXXXXXXXX　专业：临床基础护理

学习任务一：交接班情境作业

病例介绍：患者某某某，男，88岁，患者1天前无明显诱因出现腹泻，为黄稀便，大便10次/日，便中无黏液、脓、血，无里急后重感，无排便不尽感。无腹痛、与进食有关，无呕吐，不伴发热，无乏力、出汗、心悸、头晕、皮疹、出血点、关节痛、口腔溃疡、脱发、咳嗽、茶色尿、尿痛、尿急、尿频，无排气减少。就诊于我院，以"急性胃肠炎"收入消化科。既往史：肾病综合征、帕金森病、前列腺肥大、下肢静脉曲张术后。发病以来，精神正常，饮食欠佳，睡眠正常。大便如前述，尿色正常，尿量明显减少，体重无明显变化。入院后完善相关检查，血常规：WBC 14.7×10^9/L、HB132g/L，肾功能：尿素33.1mmol/L、肌酐190μmol/L，白蛋白21.4g/L，血气分析：pH 7.35、PCO_2 27mmHg、PO_2 48mmHg、SO_2 84.4%，X线胸片示：双肺间质性改变，合并渗出性病变，心影大。超声心动示：左心房增大、三尖瓣轻度反流、左心室舒张功能减退、射血分数70%。患者入消化科后呼吸困难，肺部可闻及啰音，血气为Ⅰ型呼吸衰竭，HR 150次/分，利尿后效果不佳转入CCU后考虑心功能不全、Ⅰ型呼吸衰竭、肺部感染、慢性肾功能不全急性加重。

患者存在以下临床情况：

1. 心功能不全：行中心静脉监测及PICCO监测，根据PICCO（血流动力学参数检测工具）决定入量、大剂量利尿剂治疗。

2. 呼吸衰竭及肺部感染：泰能抗感染治疗效果不佳，之后又用斯沃、舒普深以及环丙沙星抗感染治疗。呼吸衰竭予无创呼吸机辅助呼吸后又行气管插管有床呼吸机辅助呼吸。

3. 肾衰竭：患者肾病综合征，利尿效果不佳予持续床旁血滤（CRRT）。

4. 凝血障碍：予以补充血浆治疗。

5. 意识障碍：考虑患者存在缺血缺氧性脑病的可能，治疗以治疗原发病为主。

6. 激素治疗：患者有肾病综合征，肺部渗出予甲强龙治疗。

目前状况：患者仍昏迷，持续有创呼吸机辅助呼吸，PICCO 监测血流动力学，中心静脉检测，动脉血压监测，持续床旁血滤。多巴胺持续泵入 8μg/（min·kg），去甲肾上腺素持续泵入 0.6μg/min，爱司络尔持续泵入 0.05mg/min，胺碘酮持续泵入 500μg/min。心率 130 次 / 分，动脉血压 100/50mmHg，血氧饱和度 85%。查体：睁眼无意识状态，颈略抵抗，双肺呼吸音粗，未闻及干、湿性啰音，心律齐，各瓣膜听诊区未闻及杂音，腹软，双下肢、双上肢及腰骶部重度水肿，双侧巴氏征阴性。

目前诊断：1. 舒张性心功能不全 2. Ⅰ型呼吸衰竭 3. 肺部感染 4. 肾病综合征 5. 慢性肾衰竭急性加重 6. 帕金森病 7. 前列腺肥大 8. 下肢静脉曲张术后 9. 急性胃肠炎 10. 凝血障碍

护理交接班过程：

交班人员：三位护士（均有护士资格证，一个主管层，一个 3～5 年护龄，一个 1～3 年护龄）

交班时间：

1. 小夜班护士 4 点 45 分，提前 15 分钟到岗接班巡视病房。

2. 白班主班的主管护师先交班提示：各种仪器、抢救药品、物品、应急灯、灭火器等均处于良好的备用状态，随时可以投入使用，无外借物品和药品；有一个急诊做支架的患者需要收住院，正在手术中；所有医嘱已经处理完毕。

3. 治疗班（护龄在 3 年以上）的护士：交接治疗室的物品以及毒麻药品和高危药品，共同清点毒麻药品并在记录本上签字。

4. 护理班（一般 3～4 人）的护士（最少两个是主管层护士）开始到患者（以上述病例为例）床旁对接班的护士交班：患者处于睁眼无意识状态，经口气管插管距门齿 23cm，外接呼吸机辅助呼吸；留置胃管植入 60cm，妥善固定，持续鼻饲百普力 80ml/h；左侧锁骨下穿刺处伤口干燥，外接中心静脉通畅，中心静脉压左侧翻身时偏高；右侧股动脉穿刺处伤口干燥，外接 PICCO 管路妥善固定，鞘管通畅；左侧股静脉穿刺处伤口干燥，留置血滤管妥善固定，持续床旁血滤中；留置尿管通畅，尿管中可见肉眼血尿；身下防褥疮气垫工作正常，翻身看皮肤，较前无明显变化；患者现静脉泵入多巴胺 8μg/（min·kg）、去甲肾上腺素 0.6 μg/min、爱司络尔 0.05mg/min、胺碘酮 500 μg/min、米力农 3ml/h、呋塞米 12.5ml/h（泵完停）；

接班护士：应注意密切观察患者意识状态、生命体征（泵入药物种类多）、呼吸机以及血滤仪的工作状态、各个伤口有无出血、留置鞘管是否通畅，要按时冲管；由于患者制动，需按时看受压皮肤（患者无意识状态、制动体位、重度水肿、蛋白低、有糖尿病）；

交班完毕后：低年资护士清点仪器、物品、抢救车并在各个记录本上签字，各种仪器、物品、药品都对数的情况下接班完毕，开始夜班的工作。

案例分析：此交接班符合交接班制度：比如，接班护士提前 15 分钟到岗、交接班护士均具备护士资质、交接药品（毒麻药）、物品、仪器并由交接班护士共同签字、交接班护士均全面掌握了患者的病情、管路、伤口、特殊治疗。此交接班从主班、治疗班再到护理班交接得都很清楚，根据患者情况分配人员合理（不是每个患者都很重）。我个人认为这样的交接班很清晰，这就是我们临床上的交接班，望老师给予点评并提出意见。

六、体会与建议

一个专业的课程体系从设计到运行、评价和改进，是不断完善的过程。通过基于典型工作任务的行动导向教学实践，不仅引导学生完成了学习任务，还在完成学习情境任务的过程中，促进了学生对知识的学习获取应用。在教学效果上学生对行动导向教学方法逐渐认可，感觉收效很大，对提高临床工作能力有帮助。

同时通过学生反馈，也感受到学生的不适应，为了更好达成教学目标及教学效果，有以下几个方面还需不断完善：课程设计切入点的正确性与实用性，难度与梯度；临床岗位要求与课程设计的符合性；学习方法与学习关键环节的引导性；在情境学习任务的选择上，需要以从态度、经验、能力为主要出发点，防止学习目标偏移。关于目标设计的难点与梯度相关，故应先易后难，每个情境学习任务之前可考虑以范例引导学生先模仿，并将有关问题表达出来、呈现出来让学生去评价。

情境设计要符合以下五方面：一是真实性（情境选择是真实的）；二是必要的模糊性（因太清楚会无法引起深入讨论，了解学生如何思考的），三是价值性，情境选择要有意义，并与知识水平相匹配或略高一些（也就是超出一点现有专业知识点的要求）；四是情境学习任务要注意其宽泛性与鲜活性（身边刚发生的更是吸引力比较大的话题）；五是互动性，强调网上论坛的互动交流，引导学生互相切磋，提高知识的应用能力。在教学改革过程中会不断碰到新问题和挑战，作为任课教师会在教学实践过程中与同行一起坚持持续改进，以更加符合行业发展、学科发展的要求，也更加符合学生学习需求的要求，是我们每一位教师的目标。

培养反思能力促进在职护理学专业学生临床学习与实践

李明子　陆　悦

【概要】

北京大学医学网络教育学院护理学专业专升本课程体系的改革面对的是在职护理学专业的学生，理论实践一体化的教学改革更注重学生能力的培养。教师在"急危重症护理"课程实施教学实践过程中对学生进行了初步的反思能力训练，并取得了显著的教学效果。本文从反思的概念、理论基础以及学生的教学实践几个方面阐述了对在职护理学专业学生反思能力培养在护理学专业教育体系中的重要性。

反思是人类特有的行为方式与思维方式，亦是一种文化的形态。20世纪初，美国教育学者杜威在其《我们怎样思维》（1933年，第二版）一书中指出，思维的最好方式就是"反思性思维"（reflective thinking），即对某个问题进行反复的、认真的、不断的深思。20世纪90年代，反思能力的培养被引入护理学教学领域。近年来，国内的护理教育者也开始关注护生临床实践中反思能力的培养。本次理论实践一体化的护理教学改革面对的是在职护理学专业的学生，边工作边学习是这些学生学习的重要特点，在临床课程的教学中我们尝试了利用学生的这一学习特点，通过撰写反思日志培养学生的反思能力，以期促进学生临床学习和实践的效果。

一、反思的概念及其理论基础

（一）反思的概念

我国教育学领域的学者总结反思概念的演变，将反思定义为"行为主体立足于自我之外批判地考察自己的行动及情境的能力，它主要由反思的技能与毅力构成"。根据这一定义，反思首先是一种思维活动，体现了反思者评判性的思维能力；其次，反思的对象是个体的行为及思想；最后，反思者应具备一定的自觉性和技巧性。

20世纪90年代，反思被引入护理学教学领域，其目的是教育者希望护理学生能够具备独立思考能力、评判性思维和创新能力。护理是一门实践性很强的学科，学科的性质要求学生既要具备过硬的操作技术，同时也要具备评判性思维能力、临床决断能力等，以便胜任真实、复杂的临床情境。

（二）反思的理论基础

反思的提出主要依据元认知理论（metacognition theory）。根据这一理论，元认知是个体在参加认知活动时对认知过程所进行的自我调节和自我意识，是对思维和学习活动的认知和控制。其实质是"个体对当前认知活动的认知调节"，也就是个体从事认知活动时对自己的行为、看法、经历、体验等的重新审视。元认知包含三个基本要素，即元认知知识、元认知体验和元认知技能。

1.元认知知识

元认知知识是学习者对自己的认知能力、认知任务和认知目标以及所采取的相应学习策略的了解，是学习者源于个人经验的对认知的一般性知识。个体在进行认知活动的同时，会不断回想、反思、琢磨自己的认知活动是如何进行的，从而逐渐形成关于自己如何认知的规范体系，这个体系就是元认知知识。元认知知识是元认知活动的基础，是元认知活动的知识库，为调节主体认知活动的进行提供一种经验背景。

2.元认知体验

元认知体验是个体在认知活动中经历的认知和情感体验，是学习者觉察到自己在认知过程中的情绪体验，是元认知知识和元认知监控之间的桥梁。个体通过对认知活动的回想和反思，体会到自己在认知活动过程的情绪是积极的还是消极的。认知过程顺利、获得了有益的信息会使我们体会到积极良好的情绪；反之，认知过程遇到重重困难，在认知过程中没有收获，理不出头绪，都会使学习者出现烦躁、受挫等消极的情绪体验。积极的情绪体验可以提高学习的兴趣，促进认知过程的持续进行，消极的认知体验则会造成认知活动终止，或者即便不终止也会使学习效率大为降低。

3.元认知技能

元认知技能也称为元认知监控，是个体对认知活动的计划、监控调节过程。计划是学习者根据认知活动的具体情况制订可行的计划；监控就是学习者重新认识自己的认知过程，意识到自己是如何学习的，方式是否合适；调节就是根据监控得到的信息，对现有的方式进行调整，以达到最佳的认知方式和情绪体验。这三者都属于元认知的策略。学习者通过上述三个过程，意识到自己内心的感受和思维过程，也认识到自己的计划和行动的效果如何，因此，元认知技能体现了元认知知识的运用，也发生了元认知体验。

元认知理论为我们能够进行有效反思指出了明确的过程、方法以及应达到的效果。在教育学领域，元认知理论更多地被应用于英语、数学等基础学科，近年来在医学和护理学等实践性较强的学科逐步得到应用。护理学是实践性较强的学科，其教学内容必须源于临床实践，实践学习中如果仅仅关注实践本身，会造成学生重操作轻思考甚至不思考，从而造成学生只知其然，却不知其所以然，这必然造成学生实践学习的低效性和机械性。将反思融入实践教学中，使学生在实践中思考背后的理论支持以及实证证据，即加强了学生的理论知识，也促进了评判性思维的训练。

二、临床护理工作中反思能力的重要性

1.提高评判性思维能力

评判性思维能力是一个经严格训练的反思过程，被用来分析决定、判断和行动背后的假设，也是一个指导信念和行动的过程。评判性思维的重点在于明确的推理和讨论，是将理论结合于实践的策略，强调对实践过程的分析和寻找支持证据，理解事实和常规经验之间的区别。评判性思维的培养一般需要经过六个过程，即对经验的学习、反思、高级的提问技能、指导、形成概念图和解决方法。可见，评判性思维就是在不断的反思中逐渐形成并发展起来的。临床工作繁重、复杂，容易造成护士对操作进行低水平的重复。反思则给护士提供了进一步思考的机会，回顾个人经验、审视他人经验，分析经验，提出质疑，从而提高个人的实践水平和思维能力。

2.提高专业实践能力

护理学专业实践能力包括护理评估能力、计划能力、对患者的护理问题进行实际护理的能力等。这些实践能力仅仅靠书本或者课堂讲授的知识无法获得，因此如何将理论的专业知识转换为实践的专业技能，是每个护理教育者、临床护士以及护理学生必须考虑的问题。反思构建了理论和实践之间的桥梁，是一种有效地将专业理论知识转换为实践技能的策略。在西方国家，护理学、医学等一些实践性较强的学科中，积极鼓励培养学生的反思能力。

3. 提高人文素养

人文素养包含多个层面，从个人角度讲，包括个人的文化修养、人际沟通能力以及情绪管理能力等；从对患者的角度讲，主要表现为护理患者过程中表现出的人文关怀。这种人文的要求无法完全通过知识获得，还来源于个人的经验和经历，甚至日常生活。反思可以帮助我们将这些个人的经验、经历等转换为对患者的人文关怀。护理的直接对象是患者，对患者的每个照护都表达着护士对患者的人文关怀。进行人文关怀时，护士首先应当审视自身，明确我是谁？从哪里来？接受什么样的教育？具备什么专业知识？有哪些实践经验共同形成了我的世界观？应当如何对患者表达出人文的关怀？这个过程本身就是一个反思的过程。国内外的研究也表明，采用循序渐进、目标设置明确的反思训练，有助于提高学生的自我知觉、社会知觉、自我情绪管理和人际关系管理等四个方面的情绪智商、人际沟通能力和职业情感。随着医学模式的转换，医学已经不应该仅局限于疾病本身，而要求医务工作者把患者视为医疗工作的中心，从整体人的角度对患者进行全方位的治疗和护理。处于复杂医疗环境中的患者，难免会面临多种情绪、情感困境，因此敏锐地观察到患者的不良情绪，管理患者的情绪，做好患者与医疗情境间的情绪、情感连接，将成为对新时代护士个人和专业双方面的要求。

三、通过撰写反思日志培养学生的反思能力

在护理临床课程的教学中，反思能力的培养主要是针对学生参与的临床实践过程。因此，反思能力的培养应当根植于实践，反思的内容是基于临床事实的，必须源于临床实践。对于初次接触反思的学习者来说，反思有一定的困难，主要在于不知道如何进行反思。初学者往往将反思当作一般性的事件回顾，只对发生的印象比较深刻的事情进行描述，即便能够得出某种结论，也是较为简单和直观的。因此，反思能力不是由一两次反思即可获得，而是需要经过专业教师进行指导，同时也需要足够的时间进行反思。有研究指出，由于临床工作的快节奏和较重的工作量，护士或者学生几乎没有时间或者机会对实践内容进行反思。鉴于上述原因，护理教育者普遍采用反思日志这一方法来培养学生的反思能力。

1. 反思日志的概念和应用优势

在护理教育领域，反思日志指"是学生在理论、研究和临床实践间相互转化的重要媒介；是持续发展学生批判性思维和反映其概念理解情况的工具；同时也是一种互动的知识传授方法；而不仅仅是简单的记录信息"。可见，反思日志是理论教学和实践教学之间的桥梁，是学习者进行实践学习的有效手段，体现了学习者的思维过程。反思日志与普通日记的区别在于：内容方面，反思日志记录的重点是临床实践中发生的事件，而不是用于记录每天的常规工作。频次方面，反思日志一般在有临床事件发生的时候才需要记录，或者以周为单位，规律地对一周中发生的事件进行记录和总结。最后，对个人而言，反思日志是实践学习的一种辅助手段。

反思日志在培养反思能力的过程中具有一定的应用优势。首先为学习者提供了反思的时间：初学者在撰写反思日志时最常碰到的问题就是不知道怎么写，也没有时间写。这主要是

由于临床繁忙的工作令护士或者护生们几乎没有空闲来静心思考自己的实践经过。反思日志的撰写需要时间，因此也为学习者提供了反思的时间。其次为学习者提供了反思的空间：俗话说"当局者迷，旁观者清"。反思日志实际上就提供了学习者一个跳出当时的临床情境的机会，以一个旁观者的身份重新审视自己的经历，冷静面对当时的情况，重新体验当时的感受。这种旁观者的身份有助于让学习者能够更加客观、冷静地对待临床事件，理性思考、深入分析。最后，由于反思能力的培养是一个渐进的过程，反思日志的撰写也是一个连续的过程。在这个过程中需要教师就反思能力方面不断对学习者的日志进行反馈和帮助。同时，由于反思的主体是学习者，教师的身份是指导者，因此师生双方的地位是平等的，交流时也是平等的。

2. 反思日志的撰写过程

撰写前，教师应当向学习者明确反思的概念、意义，培养反思能力的重要性，反思日志与反思能力培养的关系等，以充分调动学习者的积极性。教师还可以举例说明反思日志的内容和格式，使学习者明确反思日志应该如何撰写，以缓解学习者不知道如何撰写而产生的焦虑情绪。

为了能够让学生进一步明确反思日志的撰写步骤，教师应当提供写作提纲。提纲的目的是提供反思日志撰写的线索和思路，对于思路清晰、思维活跃的学习者，日志内容如果可以涵盖所有提纲项目是最好的，如果学习者由于种种原因仅写出了提纲列出的部分内容，也不必强求，只要尽力即可。提纲的内容一般应包括下列内容：

（1）特殊的临床事件：日志记录的事件必须发生在临床实践过程中，且该事件的某些特殊性（如危重患者等）让学习者感到困惑或引发他们的学习兴趣。日志应当详细、客观地描述事件，并记录当时的个人感受。

（2）分析事件的重要性：总结从该事件中能够学习到的理论知识或实践经验，从中能够联想到的相关问题，可能的结果以及结果的影响因素。

（3）联系个人经验：询问自己该事件以及个人当时的情感体验是否与个人的既往知识或者经验有关联。如果有，则这种关联是如何发生的，具有什么意义。

（4）联系理论知识：该事件与现在的理论或研究是否有关系？现有的理论或者知识是否可以比较完美地解释该事件，是否还需要借助其他资源？个人对该事件的评价如何？评价的依据以及可靠的程度。

（5）对学习过程的总结：为反思的最后阶段，是个人对自己对该事件的思考过程、步骤以及知识运用的考察，也就是元认知阶段。在这一阶段，学习者可以分析自己在对该事件的分析和学习过程中的优势和劣势，是否可以将劣势转变为优势或者将优势进一步扩大？并最终得出能够反映个人鲜明观点的结论。

3. 反思日志的反馈

反馈是反思日志完成后必不可少的一环。应当明确的是，反馈虽然由教师做出，但是教师不对反思日志进行评阅和打分，而是对学习者从日志中体现出的反思过程进行指导。教师应当尊重学习者的观点，鼓励他们独立思考，勇于提出质疑。除了反思过程，教师也应当对学习者提出的疑问尽可能地给予答复。总之，反馈是对学习者反思过程的指导和肯定，有助于增强学习者的自信心和学习的积极性。研究也表明，学生更加关注日志中被教师反馈过的内容，并且希望可以从教师那里得到更多的反馈。

四、本次对在职护理学专业学生反思能力培养的尝试

与在校的全日制护理系学生不同，在职护理学专业学生都已经完成了专科层次的学校教育，包括临床实践的学习，并具备一定的临床经验。对在职学生而言，临床已经不具备开始时的新鲜感，每天繁重的临床工作占据了他们大量的时间和精力，因此进行反思会遇到不少障碍，例如缺乏反思相关的知识，临床的工作场所不适合反思，缺乏有效的激励机制进行反思等。护理工作的实践性以及护理专业的快速发展都决定了临床护士只有不断学习、认真反思，才能提高个人的专业素养，跟上专业发展的脚步。国内外的研究表明，通过撰写反思日志，临床护士根据指导教师提供的反思提纲，其评判性思维能力、专业能力、人际沟通能力等方面都有所提高。

教师在本次教改的"急危重症护理"课程中，对参与学习的在职护理专业学生进行了初步的反思能力训练。训练采用撰写反思日志的形式，在日志撰写前，指导教师集中授课，说明反思的概念、意义，以及反思日志的书写方法（表1），并要求学生根据日志的内容给日志拟定一个标题作为日志中心内容的提示。

表1　反思日志撰写提纲

主题	撰写要求和提示
什么事情	有意义或印象深刻的临床事件，必须是自己亲历的
为什么会这样	分析为什么该事件重要，能从中得出什么结论或总结什么经验
想到什么	联系个人的经验或经历，个人的知识体系
有其他可能吗	联系理论或实践经验，寻找可靠的证据
反思思考过程	评价学习/思维过程，如何进行调整

本次训练共收到反思日志20篇，其中1篇没有任何内容，3篇没有题目，12篇以"工作日志"或"反思日志"为标题，5篇自行拟定了日志的题目。除一篇日志完全照搬病历并且摘抄教科书上的内容外，大部分学生的日志都对亲历的临床事件做了或多或少的反思。

学生的反思日志一般分为两个部分，第一部分是叙述临床事件。这部分都可以做到叙事客观、层次清楚。第二部分是对该临床事件进行分析、评论或总结。同学们都可以从事件中初步总结出简单的结论，例如"与患者沟通应当注重技巧，不能急躁""护士和患者间应当相互理解""护士进行病情观察非常重要""护理要求极强的责任感"等。能够联系个人经验或者理论知识的比较少，例如，有位在CCU工作的学生写到了抢救心力衰竭患者使用无创呼吸机辅助通气，面罩的正确使用问题。只有一位同学不但对事件叙述清楚，而且联系了理论知识、个人经验，还对自己在该事件中的思考过程、对问题的处理过程进行了总结。选录如下。

我现在是PICC专科护士，负责全院PICC置管工作。有一个案例给大家分享，前两天给一位消化科重症患者置入PICC，置管过程顺利，出血量少，患者无不适主诉，当时应用的是超声引导MST技术置入PICC，置管成功后用超声探头探测双侧颈内静脉无导管显影，探测左侧锁骨下静脉可见导管显影，大家知道一般按照人体解剖结构，每个人都应该只有一个上腔静脉并且位于右侧，所以不管我们是从左侧路径还是右侧路径置入PICC，最终头端都应该位于右侧上腔静脉（除外导管异位）。置管后我首先接到消化科护士的电话询问，导管置入太深了，应该拔出多少厘米？我习惯看完胸片影像再告诉护士结果。结果发现导管位

于左侧，并且报告显示："导管位于左侧第九后肋水平"。我当时联系消化科主班告诉她暂时先不要用，并询问患者有没有不适的主诉。我看到这样的结果，一种考虑是导管是否进入到胸壁的浅静脉（导管异位？），因为当时只拍了正位胸片，并没有拍侧位片，如果拍了侧位片就可以排除导管异位的可能。另外一种考虑是患者是否先天存在双上腔静脉的可能（国内共报道过双上腔病例 800 例）。经过我与放射科医生、主治医生、护士长的多次沟通后，建议通过 CT 检查证明患者存在双上腔静脉的可能。CT 结果显示："双上腔静脉可能，PICC 置管术后，PICC 管经左侧上腔静脉、左心房至下腔静脉"，说明之前推断是正确的，患者确实存在双上腔静脉，此路径与之前测量的路径相比较短，因此置入导管过深，最后又通过复查正侧位胸片来确定调整多少，给予修剪导管并局部换药。患者表示十分感谢，最终 PICC 顺利使用。

以上是事件发生的过程，通过此事件我有以下思路的梳理或者说是收获：

1. 与临床科室和检查科室的沟通很重要 得到多方面技术理论的支持，以及很好地安抚患者紧张情绪。

2. 自己之前通过课程学习、文献学习知晓双上腔静脉的案例，所以自己心态很平和。

3. 最后亲自给患者换药，充分了解患者的心理，并且做到置管后的随访。

4. 自己的力量是有限的，一定要有专业人员的参与与检查报告的支持。

5. 最后我将此案例的经过以文字的方式记录清晰，并且保留了图片资料。

6. 置管后建议医生给予患者拍摄正侧位胸片（可以排除导管异位如进入胸壁静脉或奇静脉）。

7. 一定坚持置管后亲自看胸片，不能放过任何一张可疑的片子，我想这是一名护士的职业精神的体现。

教师对该日志提出了如下的反馈意见：

1. 日志首先清楚地叙述了事情的起因、经过以及自己的处理过程和最终的结果。

2. 穿插了基本的理论知识，如上腔静脉的位置、PICC 置管成功的判断等。

3. 明确自己对问题的判断——导管异位或双上腔静脉

4. 结合理论知识和目前资料进行判断，如"国内共报道过双上腔病例 800 例"。建议 CT 检查明确位置。

5. 说明事件当时的情绪体验，即"心态平和"。

6. 回顾自己对整个事件的分析和判断过程，并分析了能够做出正确结论的原因，如理论知识扎实、协调多方面力量共同干预、亲自过问患者不假于他人、沉着冷静等。

7. 将案例以文字形式进行记录，并保留了图片资料，积累临床资料，也为日后的成长做准备。

五、小结

护理是实践性很强的学科，临床实践教学是整体教学过程中非常重要的组成部分。在职护理学专业学生虽然曾经完成过护理专科教育，也有一定的临床工作经验，但是在其继续教育阶段，以及临床工作中仍然需要不断学习和充电。反思则是一种很好地通过临床实践进行学习的方法，是理论教学和实践教学之间的有益桥梁。明确反思的意义、途径和方法，指导学生进行临床学习的反思，鼓励学生提出问题、借助各种资源解决问题，从而培养良好的临床反思能力，以便更好地开展临床工作，推进护理临床的发展。

护理课程改革中的角色转变与教学实践

王莉芳

【概要】

自参加北京大学医学网络教育学院护理专业课题组工作起，主要参与"12项典型工作任务"护理课程的开发与课程运行实践，使我受益匪浅，收获了许多在医院里不曾学到的知识。就远程教育而言我是个新手，护理职业教育，我也不是内行，面对护理课程改革，我更是不知所措。但是护理课程改革的理念，以典型工作任务为导向的教学形式，激发了我对护理职业教育工学结合一体化课程开发的学习兴趣。通过对典型工作任务的学习使我提升了对护理教育、远程教育以及职业教育的深刻认识。在护理课程开发设计中，将"理论与实践一体化的综合性学习任务"呈现给学生，使学生在学习过程具有工作过程的整体性，在综合的学习情境中思考和学习，完成从明确任务、制订计划、实施检查到评价反馈整个过程的学习。经过了角色的转变，更新了护理学专业的教学理念，加深了对护理教育改革的认同感。理清了护理课程开发的方向，也深刻理解了"从新手到专家"的职业发展规律。

一、护理课程开发中的设计与实践

1. 理念定位

护理职业教育以人为本，护理课程开发以护理人员职业综合能力发展为导向，采用职业教育领域课程体系开发方法，通过护理工作实践过程综合考核、评价学生的专业能力。按照职业成长发展规律进行课程设置，通过对各职业发展阶段典型工作任务分析确定的护理学专业课程标准，能满足临床岗位需求及职业发展需要，推进了学校教学与医疗机构之间的有效衔接。工作过程是课程开发的基础，改革后的课程，采用工学结合的课程设计，以情境工作任务为中心，以护理工作过程为导向，以临床环境为依托。学生通过课程的相关知识点、技能操作、视频、作业练习以及论坛讨论等学习方式，完成情境学习任务。注重培养学生理论联系实际以及分析问题、解决问题的能力，有助于护理人员的职业发展。

2. 典型工作任务设计思路

护理课程引领情境学习，完成"从新手到专家"的职业发展规律，不仅是训练护理人员操作技能技巧学习，更重要的是培养他们应对工作中的困难，完成综合性任务的能力。深化人文护理、个性护理的层面，满足社会对应用型人才能力的要求；适应学习者个性和职业发展的需要。一个护理职业的典型工作任务描述：从病房情境、患者案例、沟通方式、评估、资料及用具的准备等完整的工作案例；典型工作任务要求：有计划、有评估、有措施。

案例一："临床护理教学"课程的情境案例设置，要求学生在学习"临床护理教学"的相关理论知识后，学生根据学习的相关基础理论的知识点，在自己实际的工作岗位选择一个工作情境，组织一次"临床护理课堂教学"。通过"临床护理课堂教学"的情境，在工作情境中体现临床护理"教与学"的重要意义。学习临床护理课堂教学的方法与技能，并将专题授课的情景，转换成手机影像资料，学习 PPT 的制做及应用技能，完成一个教学课程的 PPT

课件。课件内容要求图文并茂、知识层次分明、讲课声音清晰。

目的是临床护理带教中，为了使学生尽快适应临床护生的角色，教师应该熟悉和解决学生初期进入临床实习时的心理、技能、态度等各方面存在的问题。在临床带教过程中，认为熟悉实习环境是尽快适应临床实践的前提，是端正学习态度，是角色转变的关键；强化护理操作技术训练是尽快适应临床护理实践的基础；克服实习前的恐惧心理和消除学生实践操作中的胆怯心理是角色转变的要求，学生语言沟通技巧的提高是角色转变的条件；强化学生病情观察能力是角色转变的促进。

案例二："护理工作组织与管理"课程的情境案例设置，学生完成一个"护士长角色模拟"的情境。大家都知道护士长的管理能力直接影响医院护理管理质量的优劣、科室护理质量的高低。学生在探索护理管理工作的过程中转换角色，以"假如我是护士长"为题，在工作情境中体现护士长在日常管理中的角色与职能。并对此工作情境进行分析，运用"护理工作组织与管理"的相关知识提出自己的设想与措施。并通过学习与实际工作情境练习，能够得到护理管理工作的体验，提升护理管理工作的组织能力。

目的是：学生通过对"护理工作组织与管理"相关理论知识的学习，能够解释计划职能的目的、意义，认识其重要性，成为一个在护理工作中有计划的护理人员，养成计划性工作的良好职业习惯。能够陈述时间管理的目的与基本步骤，会应用"ABC 时间管理分类法"为自己的工作分类，成为一个能够管理好时间的人，会有计划地合理安排活动日程。

3. 主题论坛引导

充分利用 Moodle 平台优势，搭建不同的主题论坛平台，根据学习进度发表相应的导学论坛主题贴，引导学生在学习中积极参与讨论区的交流，围绕论坛提出的护理专业问题进行讨论，并通过论坛讨论方式以理解课程内容。对课程中遇到的护理问题，学生们可以得到辅导教师有针对性的指导。

案例三：在 ICU 工作的一位同学在论坛中谈到：如何制订临床教学计划？首先是明确课程目标，临床教学目标是受课程目标支配的。护理课程的目标一般涉及三个方面，一是使学生运用知识和技能；二是培养学生具有解决问题的能力；三是使学生表现出良好的专业化行为和态度。只有根据课程目标制订出临床教学大纲，教师才能在临床教学中对学生有明确的培养方向，创造条件，鼓励和发展学生的能力，避免只重视某一方面的现象出现。其次是创造良好的实习环境，选择实习场所要基于有利于学生学习的原则。实习环境包括硬件和软件两个方面。硬件是保证学生有机会接触患者或服务对象，有机会运用所学知识进行护理实践，因此医院规模、疾病种类都要考虑。软件是指学习环境有利于学生进行批判性思维，发展判断和解决问题的能力。目的是：学生在这样的环境中应该是既被控制和指导，又有机会发挥独立工作的能力和创造力。为培养学生解决问题的能力和发展专业自信，教师要为学生选择从简单到复杂、从单一到多个患者的护理实践机会，并详细阐述了她在实施教学过程中运用的教学方法：ICU 内收治患者的病情毫无疑问是全院最为危重的，所牵涉的疾病病种也是最广泛和最复杂的，短时间内学生也不可能一一掌握，因此必须将学习内容有意识地分为掌握、熟悉和了解等不同的层次。多发病如急性心肌梗死、心力衰竭等是必须掌握的知识点。方法一：学生在老师的指导下亲自实践护理工作，以真实的护理人员的角色面对患者或其他健康服务对象。方法二：是在实践的基础上，帮助学生分析临床实习中遇到的急待解决的问题，回忆所需运用的知识，让学生决定采用什么措施。方法三：根据进行的时间可分为实习前、实习中和实习后的讨论。

4.完善学习效果评价

注重对学生综合能力的评价：提升学生思维能力，能够独立解决临床护理工作中遇到问题的能力，以及沟通、语言表达能力，具备团队合作的精神。

（1）情境案例的选择符合你所在科室的专业，情境描述详细，在与患者的沟通中融入人文护理的理念。

（2）在情境案例分析中，运用课程中所学的相关知识点，对存在的护理问题，提出有针对性的护理措施。

（3）学习过程中遇到的困惑可以请教身边高年资的同事或在论坛中进行交流。

（4）评价形式：教师评价、小组评价和学生自我评价。

5.考核方式

在课程大纲的设计中，打破了传统的教学考核方法。采用以"形成性评价"为主导（包括任务导向性作业、论坛互动与讨论），以"终结性评价"为辅（包括课业练习题、闭卷考试）的考核方式帮助学生巩固、理解课程学习内容，拓展学生的独立思维能力。

二、课程运行中的角色定位与实践

（一）护理教学的角色变化

从医院护理管理岗位到北医网院担任护理教学专员这个角色，对我来说是一个很大的跨度。首先是阅读了学院与教学专员角色相关的各项规章制度及岗位要求；二是与负责教学运营部门相关的老师们进行沟通，深度了解教学专员的工作任务及工作内容。

工作重点一是制订课程运行计划。协助"临床基础护理""健康评估Ⅱ"两门课程主持教师完成情境工作任务设计。在课程运行中将学习任务分为阶段性的情境任务，通过细化阶段学习目标、相关理论知识的辅导等方式督促学生完成课程教学目标。

新的以典型工作任务为学习导向的课程在教学过程中使用两个平台，学生通过两个平台之间的转换进行课程资源的学习和学习任务的提交。除了学院一直使用的擅长资源展现的TOSS平台外，为了给学生提供更加灵活的交互平台，特别启用了Moodle学习平台。利用Moodle平台在资源布置、论坛互动、按阶段开放等几个方面的优势，以完成情境工作任务作为主要学习方式的教学组织形式更加丰富和有效。

工作重点二是TOSS平台学习资源的配置。以典型工作任务为导向的课程，课程资源的制做也与之前课程是完全不同的。课程的教学资源完全打破了按照知识体系进行讲授的模式，而是按照知识点的形式呈现给学生。对于习惯于传统教学的我来说，需要快速转换自己的思维方式，逐步适应这种新的资源展现方式。教学专员的一项工作职责即为对于TOSS平台课程中护理资源进行审阅，对于每个课程视频片段和文字资料都要进行认真严格的审核，确保护理教学的严谨性，避免知识点上出现漏洞。同时，对于以知识点呈现的课程资源形式，认真阅读加以合理的整合。

工作重点三是Moodle平台学习资源布置。完成TOSS平台课程资源的审阅后，就要开始布置Moodle学习平台的学习资源这一关键工作。对于这种以完成典型工作任务为主的学习方式，如何将学习情境描述、学习任务、学习目标和学习要求清晰明确地展现在学习平台，给学生以明确有效的指导，整个过程是需要花费很多时间和精力进行设计和思考的。即运用规范但又通俗易懂的语言让学生明确理解各项学习任务的要求，结合自身工作实际完成案例分析，符合学习要求。在学生的整个学习过程中，每个学习阶段均开设了讨论区，为学生提供一个答疑和师生互动的平台，为课程运行过程提供良好的支持。整个 Moodle 平台学习资源的布置过程，考验了教学专员对于教学和护理职业工作内容的总结和融合能力，在教学人员和在职工作人员两种身份当中不断穿梭，利用经验和智慧找到两者的最佳契合点，真正达到工学结合一体化的教学效果。

（二）学习平台中与学生沟通互动的定位

在 12 项典型工作任务的课程改革中，新的学习平台对辅导老师不仅是个挑战，也提出了更高的要求。辅导老师不仅是学生们的良师益友，更肩负着 Moodle 平台上学习资源的管理、与学生的论坛互动以及对学生完成情境任务的评价等三大重任。面对新课程不仅要与课程开发的主持教师交流，更需要与学生们进行深入细致的沟通。

作为辅导老师，首先应当努力成为学生的人生导师和健康成长的知心朋友。在北京大学医学网络教育学院搭建的这个学习平台上，师生们在这里学习专科知识的同时，还可以根据课程的学习与作业进行沟通、交流。辅导老师每天到平台去阅读学生们的作业及论坛的留言，并对完成作业的质量进行总体评价，纳入成绩考核。有的学生会简单地认为，论坛上的问题辅导老师不会认真看，只言片语就完成了。这时，辅导老师会鼓励她（他）："XXX 同学，你的回答我认真阅读了，但我相信在临床工作中你一定还有更多解决此类问题的办法，为什么不畅所欲言呢？我期待着你的回答。"看到这些鼓励的话语，没几天，一份完整、实际的答案会及时发过来，这样我既看到了同学们的学习热情，也会让同学们感受到自己的一言一行，辅导老师都非常关注。通过与同学们在这么长时间的沟通了解中，深深体会到作为一名好的辅导老师，身上肩负的责任不仅仅是教书、更重要的是懂得育人。尤其是当同学们敞开心扉，利用学习的课余，将工作中的困惑和快乐与辅导老师分享的时候，我们会感到无比的开心。又如，在学习"护理工作组织与管理"的课程时，有的同学就本科室的护理管理者在自身管理中存在的问题表达了自己的看法，例如：排班、奖金分配等问题都发过来与辅导老师分享，老师们也会抓住时机，就事论事地加以正确的引导，包括与领导、同事及患者的沟通技巧及时给予传授，同学们在回复中不止一条的交流就可见一斑。

在论坛交流中，学生们不断及时跟帖互动，并结合自己科室的工作情况发表见解。2014秋实验班的一位同学：在论坛中不仅准确表述了护理文书书写的种类，同时还阐述了护理文书的书写意义、书写过程中的问题以及具有针对性的改进措施：

护理文书直接与临床质量息息相关，也是具有法律效应的重要文件；对于护理工作而言，护理文书的书写也是培养、培训护士专科护理能力的重要手段；护理文书还是考核评价护理工作的重要依据；反映患者病情发展和动态变化；反映患者住院期间的医疗护理过程；在医疗护理团队内部各成员之间传达、传递患者的重要信息，是医疗护理诊断、判断病情变化、制定医疗护理方案的重要依据；反映护士的依法执业行为，护士以及相关人员在某个时间点上为患者提供的护理技术、服务和实行某种患者安全管理的护理行为；提供医疗护理行为的法律凭证，体现护理工作核心制度、护理文书管理相关制度；是评价临床医疗护理质量的依据、是评价病房护理质量的依据、是评价护士专业能力的依据。书写过程中的问题：医护之间缺少沟通 医生和护士分别记录书写内容，造成书写时间、内容等不一致；习惯代替了合法性，如医生在上午 8 点下医嘱拔除尿管，而护士凭自己的工作经验觉得下午输完液后拔除尿管更妥，出现了医嘱与护理记录单不相符；出现漏记、错记的现象。改进措施：医护之间多沟通，使医护记录一致，增加法律意识，护理文书是具有法律效应的，因此要客观、真实、准确、及时、完整地完成护理文书；加强对护理人员书写能力的培训，对护理文书书写中存在的问题进行讨论，分析原因，采取整改措施；加强检查指导和考核。

经过了两学期课程的教学运行工作，学生们的学习精神也深深地激励着教师们，对网络平台的辅导及教学工作有了更深刻的认识和提高。首先，辅导教师工作避免不了枯燥、辛苦，还要把学生工作当成一种责任和一种享受，方能感受到更多快乐。其次，主持教师在课程设计工作中有很多美妙的瞬间。要善于发现问题，及时捕捉学习平台的信息，比如学生的进步、感恩的短信、真诚的友情都是最简单而朴实的幸福，学生的成长成才应该是教师们职业幸福感的最高境界。

北京大学医学网络教育学院这个学习平台，给了我参与护理教学的学习机会，也成就了我对护理教学工作的职业幸福感。在远程教育知识的海洋里，完善对护理课程设计思路的理解；认真学习护理职业教育的思路；提升在教学中的人格魅力与道德感召力，用爱心积聚护理职业信念，用宽容厚德理解他人，淡化个人得失，开创新的工作局面。

护理学专业毕业实训教学设计

陈　初　孙宝芝　刘则杨　张洪君

【概要】

护理学专业（专升本）毕业实训（以下简称护理毕业实训）是护理学专业培养方案的重要组成部分，是基于12项典型工作任务课程教学的基础上，训练和检验学生综合学习成果的关键教学环节。本文依据护理学专业人才培养目标，通过文献调研、专家访谈、学生座谈等多种方法开展了初步研究，探讨了基于典型工作任务的护理毕业实训课程设计思路和原则，并尝试形成设计方案，以期为设计和开发面向在职成人的护理毕业实训教学提供借鉴。

一、现状与背景

毕业实训（习）是学生毕业前必经的一个教学环节。一般来讲，传统教学中对毕业实训（习）的定位是，学生在毕业之前，即在学完全部课程之后到实习现场参与一定实际工作，通过综合运用全部专业知识及有关基础知识解决专业技术问题，获取独立工作能力，在思想上、业务上得到全面锻炼，并进一步掌握专业技术的实践教学形式。

经过对全日制护理本科院校和其他网络、夜大、函授等各类形式的护理本科教育的毕业实训环节的调研发现，目前护理毕业实训内容集中在内科护理学、外科护理学、妇产科护理学、儿科护理学、传染病护理学、社区护理学等，分别就肌内注射、静脉输液、鼻导管吸氧等具体操作进行临床护理实践。学生在学校学完理论课程，最后一到两年在临床带教教师的指导下参与到临床实践工作，通过参加临床的具体操作锻炼并获取实践技能。该环节的教学评价方式一般有实习报告、护理病历、技能考核、毕业理论考试、毕业论文等。

现有的毕业实训教学内容和形式也为设计基于典型工作任务的护理毕业实训提供了一定参考。但其弊端是局限在对一般知识的运用和操作技能的训练，缺乏对学生综合职业能力的锻炼和培养。现代教育理念认为，通过毕业实训环节，不仅要训练和考察学生对职业知识的获得、专业技术技能的掌握，而且要考察学生在实训过程中各种表现，如方法能力、社会能力的提升及职业素质的提高程度等。基于典型工作任务的护理毕业实训要求关注的是工作过程的完整性、综合性，突出内容的结构化和系统性，即实训教学内容注重专业理论知识与工作过程知识的融会贯通，以及学生综合职业能力的提升。

因此，如何借鉴传统高校护理毕业实训教学的优势，结合我院学生在职接受远程学习的特点，以及当前我院护理教学改革和人才培养的目标，在基于12项典型工作任务课程教学的基础上，开展毕业实训教学环节的设计，是我们面临的一项重要课题。

二、基于典型工作任务的护理毕业实训调研

（一）学生座谈

为了解学生需求，确保护理毕业实训设计的适宜性，护理课题组对2013秋实验班22名学生就毕业实训的内容及考核方式开展了专题座谈，以了解学生对基于典型工作任务的毕业

实训的看法和需求。调查结果显示，关于毕业实训方式，大部分学生认为在自己的原科室原岗位比较好，脱离岗位难度较大。关于考核方式，部分同学建议采用临床工作中早交班时护士长的考核方式，即"给出一道该科室的真实情境病例题，提问 A 护士（1～2 年工作经验）该患者应如何护理；然后提问 B 护士（3～5 年工作经验）可能出现哪些并发症；再问到 C 护士（5 年以上工作经验）如果出现了某种病情变化后，你会怎么处置？"所涉及的问题大多都是由浅入深。通过学生座谈收集的意见，对设计毕业实训方案提供了很大的启发。课题组成员也在考虑如何基于学生不同岗位特点来检验学生综合运用所学知识分析和解决实际问题的方法和能力。

（二）专家访谈

为确保毕业设计内容和形式在临床实施过程中的专业性和可行性，护理课题组就基于典型工作任务的护理毕业实训考核方式问题分别走访了北京大学第一医院、北京大学人民医院、北京大学第三医院、北京世纪坛医院、中国人民解放军总医院、中国人民解放军第 309 医院、北京市 999 急救中心、北京市仁和医院、北京大学护理学院、北京师范大学职业与成人教育研究所等十余位专家，通过专题走访与访谈，专家们分别从临床领域、学科领域和职业教育领域给了很多有价值的建议。

1. 建议对学生采用客观结构化临床考试（objective structured clinical examination, OSCE）。这是目前应用广泛、客观性强的一种临床能力评价方法。由各个医院的护理专家一起开展评审工作。

2. 建议学生采用综合性考试方法，考核内容包括安排学生在学习平台上传 5～10 分钟授课过程的视频，所涉及的内容既可以是专业知识，也可以是技能示教。并能将临床护理、护理管理和护理科研三方面知识融入到护理教学的考核之中。

3. 建议学生自己找出科室护理实践中的管理问题，并提出应采取什么措施进行改进，并运用 PDCA 的方法写出方案。

4. 建议学生提供一些能证明自己在学习期间所取得的成绩，包括获得的证书、论文、相关资料等，以说明自己符合护理学专业（专升本）培养目标，即档案袋模式。

三、基于典型工作任务的护理毕业实训教学设计思路

1. 基于专业培养目标　基于典型工作任务的护理毕业实训教学设计需要紧紧围绕专业的培养目标，即"培养适应现代护理事业发展需要的，具有较扎实的专业知识，具备解决临床护理工作中复杂任务的综合职业能力，较强的护理教学、护理科研和护理管理能力，能够在各类医疗卫生、保健机构胜任护理和预防保健工作的应用型人才"，力争通过毕业实训设计促进对培养目标的检验。因此，在方案的设计和实施中，要以遵循教学规律为依据，以临床岗位能力需求为导向，以提升职业能力为核心，以提高学习效果为宗旨的系统思维理念来指导具体实践。

2. 基于 12 项典型工作任务　护理毕业实训是基于典型工作任务课程体系学习的最后一个环节，以 12 项典型工作任务为基础，重点训练学生的综合实践能力。

3. 基于岗位实际　我院学生来自不同省市、不同医院、不同科室，不同岗位，基于典型工作任务的毕业实训设计需要有个标准的统一性，又要兼顾到学生所处不同岗位的特点。

4. 基于互联网平台　我院采用基于互联网平台的远程教学模式，在护理毕业实训设计

中，需要充分考虑到网络教学的优势和特点，为成人在职学生学习提供便捷的学习方式。

四、基于典型工作任务的护理毕业实训教学设计方案

（一）基于典型工作任务的护理毕业实训方案的构建

1.确定毕业实训目标和内容

（1）目标：通过毕业实训教学，使学生的综合实践能力能够逐步达到临床护理较高水准的要求，能够将专业理论与实践相结合，综合运用学习的方法和技巧，应对疑难复杂患者的护理，解决或完成工作中复杂任务；具备临床护理教学的基本素质，使临床护理教学与临床护理实践相结合，提升临床教学和带教能力；能够运用管理理论和工具发现问题和解决问题，保障临床护理质量；通过实训教学提升学生的学习能力和主动学习意识。

（2）内容：学生在毕业实训期间，基于岗位工作任务完成患者的整体护理，提交一份典型的综合病例，书写一份基于病情变化的护理计划、开展与病例相关的临床教学活动、结合病例进行教学考点的深入思考活动，写出教学考点并解析。

2.确定评价标准，有效引导并检验学生的综合职业能力

依据教育部《中国职业教育改革创新行动计划（2010 — 2012）》，建立以能力为核心的学生评价模式，努力探索职业教育质量评价的新途径、新措施，引导学生职业素质的提高，促进学生能力的全面发展。综合评价是基于工学结合的、以学生为本的、以能力为核心的评价模式。具体方法包括教师评价、学生评价、企业评价、自我评价、量化评价及表现性评价等多种方式。对于医院实训阶段的评价，由于实训本身具有较强的复杂性，因此最佳的评价方法不是纸质试卷，而是学生在工作中的具体表现，宜采用表现性的评价方法。

通过综合考虑，该环节将学生自评、专业指导教师评价及临床辅导教师评价相结合，通过综合病例完成过程中的表现全面评价学生，主要评定点见表1。

表 1　毕业实训综合评价表

序号	评分要点	考核说明
1	"毕业实训"计划	学生应根据毕业实训教学要求拟定实施计划
2	临床典型病例	学生应基于岗位工作任务书写一份病例
3	临床护理计划	学生可针对病例的病情变化书写护理计划，并附全文参考文献3～5篇
4	病例相关知识点	学生需要结合病例进行教学考点的深入思考活动，写出教学考点并解析
5	临床教学活动	学生将综合病例的实施情况整理成教学ppt讲义，并在本专科内开展专题讲座，提交ppt和授课视频片段（10～15分钟）或者针对病例提出健康教育和自我管理的方法，并制做健康教育宣传视频
6	毕业实训鉴定表	学生毕业实训期间的综合表现（包括态度及认真程度等）
7	个人成长档案袋	学生在学习期间发表的论文，学术活动授课邀请函、院级及以上获奖证书等，可以作为加分项

3.确定教学组织形式，提供有效学习支持

学院建立"北京大学医学网络教育学院毕业实训专业指导教师选聘标准与工作规范"，

对参与教学过程中的专业指导教师进行聘用及统一培训。学生可自主选择所在医院专科具有一定带教能力的临床辅导教师，并在临床辅导老师的指导下独立开展毕业实训、完成毕业实训综合案例任务。

学院"毕业实训"专业指导教师对实训内容及要求进行说明，并对综合病例的难度及风险进行解析。学生明确学习任务后，应先制定实施"毕业实训"计划。在整个实训期间，学生应根据12项典型工作任务课程复习相关内容，并在专业指导教师及临床辅导教师的指导下按毕业实训要求完成实训任务。其中，实训过程中的表现由临床辅导教师按照学院的评分标准进行评分，并填写鉴定意见；学生"毕业实训"作业将由学院组织专业指导教师按照评分标准进行评分。学院根据学生提交作业的情况，利用网络平台优势采取半结构访谈形式了解和考察学生毕业实训过程中的教学及组织表现。

（二）基于典型工作任务的护理毕业实训方案的特点

1.设计过程中融合了护、教、管、研四方面内容，通过一个综合典型案例任务既考核学生的综合职业能力，也兼顾了学生在不同工作岗位的特点。

2.本方案不是强调基于学科体系的内、外、妇、儿专科实训，而是强调以岗位任务基础、促进实习过程的综合能力提升的实训。

3.将12项典型工作任务视为学生实训过程中的关键点，学院的毕业实训考核就是把所有的关键点合成了一条线，这样将达成点、线、面实训的优化组合。学生不需注重科室轮转形式，而是在基于自己专科完成毕业实训全过程。学生用半年的实习时间完成实训内容，并准备毕业实训作业。

4.考虑到我院的学生全部具有护士执业资格，且工作两年以上等特点，故教学实训设计弱化了对实习方式的要求，重点强调考核的综合性，以促进学生实训过程。

按照马丁·特罗关于高等教育发展分期的理论，高等教育由精英化阶段到向职业化阶段发展。宽进严出是个必然趋势。基于典型工作任务的毕业实训教学设计也符合这个必然趋势，与我院整体教学改革思路相匹配。在评价方面，积极引入临床辅导老师及专业指导老师参与评价，加强了学院与临床教学实践的互动性。

五、小结

基于典型工作任务的毕业实训教学设计还处于初步阶段，在调研过程中，我们明确了思路，找到了方向。如何进一步细化毕业实训教学方案、有效地组织落实毕业实训教学，需要我们在今后的课程教学实践中继续思考和不断完善，为基于典型工作任务的护理毕业实训积累经验和案例，以持续提升、促进教学改革走向深入。

第三部分

课程学习支撑环境的设计与实现

互联网思维下在线技术与教学改革的耦合

蔺常洁

【概要】

随着"大互联"形态（Internet3.0）的出现，"任何人、任何物、任何时间、任何地点、永远在线、随时互动"已经渗透到大众的生活、工作乃至学习的方方面面。这对于十多年来受困于社会认知和技术瓶颈的国内远程教育界而言，无疑有如鱼得水的快感与兴奋。作为开展医学远程教育的北京大学医学网络教育学院（北医网院），也正是把握住时代大潮的脉搏，继续深化着医学远程教学的改革。

经过十五年磨砺，北医网院早已将"以人为本"的理念贯穿于教学、技术、学支等各个业务环节中。这与当前的"互联网思维"恰有异曲同工之处。本文将简要介绍北医网院教学平台的演变历程，阐述教学改革对平台成长的深远影响，重点介绍近两年互联网思维对教学改革以及平台设计的渗透。

一、概念介绍

什么是互联网思维？

百度百科对它的解释是"在（移动）互联网、大数据、云计算等科技不断发展的背景下，对市场、用户、产品、企业价值链乃至对整个商业生态进行重新审视的思考方式"。它使互联网从最初的工具角色变为一种思维方式，其本质是人性的回归，将"以人为本"贯彻到传播、营销、供应链乃至价值链等各个环节与角度，从而对传统行业和企业进行全面的重构和颠覆。

无论是在国际还是国内，传统企业的互联网转型已经成为大势所趋。面对互联网金融、互联网医疗、互联网教育等新业态的蓬勃发展，2015年3月5日，李克强总理在2015年度《政府工作报告》中提出，制定"互联网＋"行动计划，推动移动互联网、云计算、大数据、物联网等与现代制造业结合，促进电子商务、工业互联网和互联网金融健康发展，引导互联网企业拓展国际市场。

什么是耦合？

"耦合"这个概念在概率学、电子学、物理学方面都有应用，含义中均蕴藏着表达两个实体间的交互性。而在计算机科学中，"耦合性"则是指软件系统结构中各模块间相互联系的紧密程度。模块之间联系越紧密，其耦合性就越强。通俗而言，"耦合"意味着由于关系的紧密而产生的互动。

二、技术沿革：在线技术与教学改革的耦合

北医网院成立于2000年10月10日，在其15年的成长历程中，她坚持"用户为本、质量为上"的原则，量力而行，制定了"不求最优但求最适合"的技术路线，坚持"业务引领技术、技术服务于业务"的定位，坚持不懈地将"以学习者为中心"的理念落到实处。在这

个思路指引下，北医网院的教学平台经历了从外购到自主研发再到外包开发的三个模式，先后诞生了四代各有特色的教学平台。为什么北医网院要如此不辞劳苦地改造平台呢？这恰恰是因为不断深入的教学改革对技术所发挥的耦合作用。

（一）起步期（2001-2002 年）

此时国内远程教育刚刚起步，北医网院的教学完全复制学年制教育理念和模式，技术开发团队力量也相对薄弱，所以直接外购一个通用的教学平台是当时最经济、有效的选择。虽然第一代平台符合当时的学年制管理需求，但功能和容量有限，灵活性较差。因此，当北医网院的招生数从 800 人增加到 4000 人时，第一代平台就已无法满足教学服务的需求。

（二）发展期 (2003-2005 年)

这一时期北医网院的学生规模已由 4000 人增加到 15000 人。北医网院通过与英国开放大学的交流，逐步认识到学年制教学体制并不适宜远程教学，坚决改进为学分制教学，允许学生自主选课、考试，并采用国外的 GPA（平均学分绩点）考核模式评测学生的学习效果。如此颠覆性的变更对教学平台的灵活性提出了更高的要求，促使北医网院决定采用自主研发的方式建设第二代平台。该平台的功能模块包括选课、约考、浏览课件、写作业等远程教学的大部分业务，但由于模块分批开发，缺乏业务间的联动设计，造成数据不能即时共享，同一类信息在不同模块中显示的结果出现差异，形成常见的信息孤岛现象。

（三）飞跃期 (2006-2011 年)

这一时期北医网院的在学人数已经稳定在 16000 人左右。自从 2003 年 3 月 28 日获得中国远程教育界第一个 ISO9001：2000 标准质量管理体系认证证书后，北医网院确定了"管理规范、资源优秀、服务满意、技术可靠，提供一流的医学远程教育"的质量方针，更加注重教学过程的质量管理。而第二代平台与质量方针的差距随着制度的完善已逐步显现。为彻底根除技术平台的缺陷，从 2005 年 12 月份开始，北医网院正式启动了第三代平台（TOSS 系统）的研发，并于 2007 年 3 月 1 日正式割接上线。该系统不仅继承了二代平台的历史数据和成熟业务，还参考 ERP 设计理念从架构设计上真正实现了业务协同和服务联动，比如：教学部制定的教学计划包括开课学期、课程学分、成绩合成比例，制约着学生从选课到毕业的全过程；新生在交第一笔学费时不仅获得学生身份，同时获得教学计划、扣费标准等个性化业务属性；学生在学籍变更（转中心、转专业等）的同时其相关业务属性也随之改变……。经过以上改革性设计，系统不仅降低了业务对技术和人员的依赖，还做到了分级授权、规范操作、防范风险、追溯历史。

（四）成熟期 (2012 年 – 至今)

此时的北医网院在校生已经有 25000 名，毕业生超过 40000 人。而此时的中国远程教育，因为"发展现代远程教育"被写入《中共中央关于制定国民经济和社会发展第十一个五年规划的建议》，从而获得各路精英的极大关注，各种新业态以迅雷不及掩耳之势涌现在学习者面前，MOOCs、混合式学习、翻转课堂、移动学习……总而言之，无论何种学习方式，注重学习效果、关注学习过程、让学习者"学有所得"已经成为远程教育界的共识。北医网院对于这个命题的思考早从 2005 年就已开始，在第三代平台积累了丰富的管理经验后，北医网院便将工作重点放在关注学习本身，宗旨是在保证教学质量的前提下，适应个性化学习：

如何根据课程需要提供丰富的学习活动？

如何监控学生的学习过程？

如何科学评价学生的学习效果？

如何提升学生的学习能力和专业能力？

要解决这些问题不仅是教学设计的改革，同时也需要教学平台的支撑，而第三代平台从架构上难以完全满足。所以，再次升级平台成为必然。在评估自身技术能力和平台开发难度后，北医网院决定以外包开发、自主维护的模式启动第四代平台（TOSSII 系统）的设计。这套系统不仅要保留第三代平台完善的管理功能、全部数据，还要支撑多达五种学习活动，并方便教师对这五种活动给予评价，同时为北医网院教学管理者提供丰富的后台跟踪、统计功能，为分析学习者行为、调整教学设计提供有力的决策依据。终于，在 2013 年 3 月 24 日，随着第四代平台的上线，这些都完美实现了。

目前的北医网院教学平台不仅严格依照 ISO 标准在线执行并控制各类教学教务活动，并可支撑多种个性化学习需求，令北医网院的整体实力丰满而坚实。"业务引领技术、技术服务于业务"，这就是为什么在 15 年间诞生了四代平台的原因。

三、互联网思维对技术的启发

在第四代平台的设计及后续改进中，北医网院并不追求时髦、故弄玄虚，任何选择都以服务学生、服务教学为宗旨。感谢互联网思维的诞生，它不仅给予教学改革诸多启发，还为平台技术选型提供了更多可能。借助互联网技术，为配合教学改革都做什么了呢？

（一）互动性

根据学习金字塔理论（图 1），能够提高学习者平均学习保持率（两周后还能记住学习内容）的有效方法是主动学习，其中包括讨论、实践、教授他人。这与互联网思维的互动性不谋而合，大互联时代的典型特点是多对多交互，不仅包括人与人，还包括人机交互以

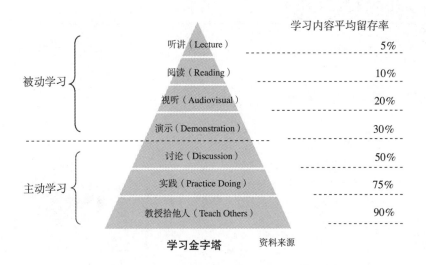

图 1　学习金字塔理论

及多个终端的交互。

受此启发，北医网院在护理专业的改革探索中，选择 Moodle 系统与 TOSS Ⅱ 系统结合，以实现"基于典型工作任务培养学生专业能力"的目标。如此组合，发挥了两系统各自的优势。课程架构部署在 CMS 系统中，保持了 TOSS Ⅱ 行为记录的功能，同时还提供了丰富的课外辅导资料；课程讨论部署在 Moodle 系统，可以帮助教师依照教学计划逐步开放章节，以控制学生的学习节奏，实现引领式学习，教师每两周抛出一个主题讨论，通过"目标呈现——问题预设——知识铺垫"这一系列引导，启发学生在讨论区提交个人学习心得，鼓励学生间互评；随着系列主题的逐步完成，学生在丰富专业能力的同时，还培养出适宜自身的学习方法。从这一点而言，Moodle 可算将学习的交互性发挥到了极致。

（二）大数据

对于"大数据"（Big data）研究机构 Gartner 给出了这样的定义："大数据"是需要新处理模式才能具有更强的决策力、洞察发现力和流程优化能力的海量、高增长率和多样化的信息资产。大数据技术的战略意义不在于掌握庞大的数据信息，而在于对这些含有意义的数据进行专业化处理。

第四代之前的教学平台，缺少教与学之间的沟通，系统也不能够有效地监测到学生在学习行为、习惯、心理、诉求和学习效果等方面的具体情况。而借助大数据，网络教育教学的研究视角则可以更加多元化，通过提取大量相关数据，对学生浏览时间、浏览界面、浏览路径等数据进行挖掘，深入分析学生的学习习惯与兴趣点，找到其感兴趣、愿意学，而且真正能学有所得的教学视角。

基于以上理解，北医网院希望借助大数据工具来分析学生属性、了解其学习规律，从而制定更加有益于学生的教学活动。那么依据从何而来？长期以来，人们用抽样代替普查，但是在碎片化的今天，抽样的代表性和准确性受到质疑。大数据技术则为调查研究提供了一个前所未有的全样本的机会。北医网院从第四代平台开始，在学习系统和课件 CMS 系统中嵌入谷歌分析工具，全面采集网站流量来源信息，分析来访用户信息、访问时间段、访问次数、页面跳出率等。这个工具让北医网院清晰地掌握各类用户属性数据。

1.网站访问流量（图2）

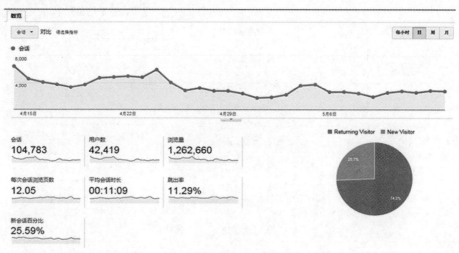

图2　网站访问流量

启发：访问高峰期对于网络带宽、主机、应用系统给予重点关注，为各个业务部门错开高峰推行服务提供参考。

2. 不同地区的学生 / 用户活跃度（图 3）

受众特征
语言
国家/地区
城市
系统
浏览器
操作系统
服务提供商
移动设备
操作系统
服务提供商
屏幕分辨率

城市	会话	会话百分比
1. Beijing	56,484	53.91%
2. Kunming	3,952	3.77%
3. Dali	3,547	3.39%
4. Chongqing	2,376	2.27%
5. Fuzhou	2,307	2.20%
6. Guangzhou	2,139	2.04%
7. (not set)	2,051	1.96%
8. Qujing	1,997	1.91%
9. Xi'an	1,883	1.80%
10. Wenzhou	1,696	1.62%

查看完整报告

图 3　不同地区的学生 / 用户活跃度

启发：对于活跃度高的地区加强服务配备，对于活跃度低的地区分析原因，改进服务。

3. 用户使用浏览器（图 4）

主要维度：浏览器　操作系统　屏幕分辨率　屏幕颜色　Flash 版本　其他

绘制选定行　次级维度　排序类型：　默认

浏览器	流量获取			行为		
	会话	新会话百分比	新用户	跳出率	每次会话浏览页数	平均会话时长
	104,783 占总数的百分比: 100.00% (104,783)	25.65% 平均浏览次数: 25.59% (0.23%)	26,878 占总数的百分比: 100.23% (26,817)	11.29% 平均浏览次数: 11.29% (0.00%)	12.05 平均浏览次数: 12.05 (0.00%)	00:11:09 平均浏览次数: 00:11:09 (0.00%)
1. Internet Explorer	71,384 (68.13%)	21.86%	15,604 (58.05%)	11.21%	12.87	00:13:19
2. Chrome	21,466 (20.49%)	33.94%	7,286 (27.11%)	11.19%	11.22	00:07:39
3. Android Browser	3,741 (3.57%)	35.58%	1,331 (4.95%)	12.43%	8.58	00:04:57
4. Safari	3,671 (3.50%)	30.02%	1,102 (4.10%)	11.41%	8.39	00:03:54
5. UC Browser	1,946 (1.86%)	30.16%	587 (2.18%)	11.31%	8.32	00:03:56
6. Safari (in-app)	1,851 (1.77%)	35.12%	650 (2.42%)	11.45%	9.11	00:03:52
7. Firefox	289 (0.28%)	48.10%	139 (0.52%)	14.19%	8.16	00:06:09
8. Maxthon	140 (0.13%)	49.29%	69 (0.26%)	8.57%	9.61	00:06:53

图 4　用户使用浏览器

启发：发现移动终端的使用量在逐步提升，移动学习系统的开发将从使用频度高的终端系统着手；web 端开发和测试，以使用频度高的浏览器版本为重点。

4. 分析学习行为（图 5 ~ 6 ）

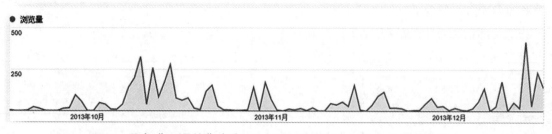

图 5　用户进入课件集中在 10（刚开始学习）、12 月（作业高峰）

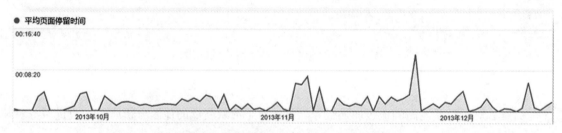

图 6　用户学习课件集中在 11 月（学习高峰）

　　启发：通过分析某门课程的访问流量，教学部门发现因为作业全部一次性发布，形成学生突击写作业、学习和练习分家的不良现象，如此学生将无法伴随学习及时检验学习效果、消化学习内容。因此，教学部门将作业的发布频率改为每章节一作业，跟随学习进度开放，学习进度过期即关闭，从而引导学生的学习速率更加平均，随学习随检验随复习。

　　（三）云存储与分发

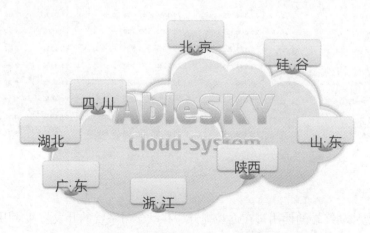

图 7　能力天空 CDN 示意图

受制于有限的网络带宽和服务器，北医网院多年来无法实现高清课件大批量制作与发布。随着云计算技术的兴起，云存储解决了大课件的保存问题，云分发更是让世界各地的用户在最优的网络路径上浏览高清视频。如此，正好解决了北医网院教改中所需的高清微课程的发布困难。从 2012 年以来，学院陆续将 200 个课件托管在能力天空公司的云空间，实现覆盖全国的 CDN 分发（图 7），日流量最高可达 15kGB。

（四）移动学习

"移动互联网的概念即将消失，因为互联网就是移动互联网。"IDG 投资公司副总裁武连峰在 2013 年安卓全球开发者大会上如此讲道。

也就是说，未来的互联网，不会再区分桌面互联还是移动互联，而是一种"泛在互联"，可以跨越 PC、平板、手机、汽车、手表各个终端。

作为远程学习的载体，终端是必不可少的，而"大互联"的时代就要求在各个终端达到统一学习的效果。北医网院在第四代平台设计、课件制作、Moodle 配置时均考虑到对移动设备的兼容，开发语言基本保持 HTML5 标准。尤其是 Moodle 系统自身就与各类浏览器、移动终端匹配，让学生毫无障碍地随时、随地、随意学习。

2015 年，北医网院将移动学习列入了十大任务之一，从 APP、微信两方面探索移动学习模式。其目标不仅是在移动端展现课程，还要实现学习过程辅导和生生互动，增加学生的学习兴趣，拓展其学术方面的视野。

小结

在信息技术大革命的今天，教育本质是对学习者的支持和服务，而不是对他们的规训和教化。作为万物之灵，人类本身就有逻辑推断和自组织的能力。发掘这种逻辑和能力才是教育的根本。北医网院的教学改革并不是要把传统的课堂搬到网上，而是从"以人为本"的互联网思维角度，采用新技术解放人们原本就有的学习能力和天分，从而实现真正的"学有所得"。

基于典型工作任务搭建护理学专业课程知识库

苏广彦

【概要】

护理学专业课程知识库需要基于典型工作任务学习的要求进行系统、科学、合理的搭建。本文阐述了知识库的内容选择与构成，以及如何应用课程样式来规范知识库的资源开发。实践证明，知识库不仅可满足学生的个性化学习需要，同时也可以锻炼学生的自主学习能力，培养其综合学习能力和评判性思维，应用课程样式进行资源开发可以有效地提高开发效率和质量。

通过长期调研和多方论证，我院护理专业教学改革确定了基于典型工作任务来进行课程的设计开发。教师设计用于学习的学习情境，学生在学习情境中，将学习过程和工作过程结合起来，从而实现直接感受与间接知识获得、实践训练与理论学习、专业能力提高与关键能力发展的紧密结合。课程强调以学生为中心进行自主学习，学生通过发挥主观能动性、运用自主学习策略来主动完成知识的建构。

一、典型工作任务学习对知识库搭建的要求

基于典型工作任务进行课程的开发，其中有两个重要的概念：课业和学习材料。

课业是学生在教师的指导下自主完成的综合性学习任务，是对典型工作任务和学习情境进行教学化处理的"物质化"过程。课业设计时教师根据课程目标的要求，运用教学设计方法，以典型工作任务为基础，设计学习任务和学习目标、确定学习内容、策划教学方案。

学材是从学生学习的角度来指导帮助学生完成学习任务的工具，对于远程学习的学生来说，学材不是传统的远程课件，而是课件的进一步发展，它指导学生在学习时取得更好的学习效果。学材不必像传统教材一样严格保证学科的系统性、强调理论推导，而应该与学习任务相关，强调知识的应用性。本文阐述的课程开发即学材的开发。

参加我院远程成人学历教育的学生与普通高等教育的学生不同，他们大多是来自于临床一线的护理工作人员，已经系统地学习过基本的护理学理论知识，同时有着丰富的经验以及自我导向的学习倾向与能力，如果再照搬传统护理学教材进行护理学课程（学材）的开发，显然不能满足学生的需要。特别是在教学上，我院确定了要基于典型工作任务来进行课程的教授，让学生在完成具体的任务过程中去进行知识的寻找、学习、思考、体验、解决问题，而不是简单地将知识直接呈现在学生面前，所以在进行护理学课程（学材）的开发时，我们没有选择传统的学科体系进行课程开发，而是选择与学习任务密切相关的知识点作为学习内容，若干个知识点组成知识库，该知识库即学生学习某一门课程的学材，学生可以根据任务的要求和自身知识的储备情况自主地选择与其学习任务相关的知识点学习，学习后再去完成学习任务。这样不仅可以满足学生个性化的学习需求，同时也可以锻炼学生的自主学习能力，培养其综合学习能力和评判性思维。

二、知识库的构成

知识库由若干与典型工作任务相关的知识点构成。由于在职学生的工作生活压力较大，所以每一个知识点的学习量不宜过大，以方便学生在闲暇时间抽空来进行学习。那么选择多长学习时间合适呢？我们认为，近几年备受关注的微课程形式很适合用来进行知识点的课程开发。

所谓微课程是近年教育受"微时代"发展所驱动和催化的直接产物，受到了教育工作者的广泛关注。随着网络技术和通讯技术的发展，人们利用排队等待、乘车、休息间隙等碎片化时间来学习和交流，使得课程开发也顺应时代发展，从原来系统的学科大课朝"微课程"方向发展。

据文献研究，微课程的雏形最早见于美国北爱荷华大学 Leroy A.McGrew 教授 1993 年所提出的 60 秒课程，Mc Grew 教授针对当时有机化学概论教材篇幅很长且需要花很多精力去学习的情况，提出了 60 秒课程，希望在一些非正式场合，如舞会、搭乘电梯时，为非化学专业的学生以及民众普及有机化学常识。显然，60 秒课程的设计初衷主要应用在非正式学习中，作为课程学习的辅助。他将 60 秒课程设计成三部分：概念引入、概念解读和生活实例。从知识结构上来说，每一个 60 秒课程都是完整、独立、短小和内容高度提炼的。2008年美国新墨西哥州圣胡安学院的 David Penrose 提出了 "Mic-Lecture" 的概念，国内有专家将其翻译成微课程，自此打开了我国对微课程理念与应用前景的阐释，以及在实践中进行微课程教学模式的探索。上海师范大学黎加厚教授认为，微课程是时间在 10 分钟以内，有明确教学目标、内容短小、能集中说明一个问题的小课程。总起来说，微课程具有以下特点：①容量小：一般知识点比较单一。②时间短：教学视频（或其他媒体形式）时间短，一般不长于 10 分钟。③自足性：包含一些必要信息，如教学目标、教学视频（或其他媒体形式）、教学活动、教学评价等，能够在语意上表示其自身意义，无需再参考其他信息来理解。④基元化：具有不可再分性，不能再进一步划分成更小的单元。⑤便于传播和学习。微课程具有相对独立性，视频格式一般为支持网络传输的流媒体格式。

另外，在微课程的发展过程中，我们常常还会看到"微视频"的概念。那么微课程与微讲座、微课、微视频、微型课程之间是什么关系呢？从概念性质上来说，微课程与微讲座、微课和微视频有着本质差别，后三者皆属于资源范畴（有人将它们统称为微资源），而微课程属于课程范畴，所以将微课程等同于微讲座、微课和微视频的说法是不恰当的，我们认为，微讲座是微课程的核心组成部分，而且微讲座主要是以微视频的形式表现的。微课程具备课程属性，需要包含必要的课程要素，如教学目标、教学内容、教学活动（学习活动）、教学资源（学习资源）、教学评价（学习评价）等，微课程的呈现形式主要是短小精悍的微型教学视频，也可以是其他形式的多媒体微内容，如文本、音频等。

基于以上考虑，在进行护理专业课程资源建设时，我们选取微课程作为单独的学习单元进行开发，每一个微课程讲授一个知识点。微课程的学习时间控制在 5～15 分钟，若干个微课程（知识点）组合在一起形成一个主题模块，若干个主题模块组合在一起形成一门完整的课程（知识库）。学习者可以系统地学习某个大主题模块下的所有微课程，也可以有针对性地选择几个微课程进行学习。在进行课程整体策划时，要对整个微课程群进行系统设计，并要考虑每个微课程的独立性，与上层知识模块的逻辑关系，兼顾其独立性和系统性、完整性。

三、知识库搭建方法及样式应用

网络课程资源建设是一项系统工程，涉及内容设计、交互设计、评价设计、资源设计与开发等诸多方面，而网络课程的多样化、多媒体化、交互性、可扩展性等特点，也使其设计和开发显得更为复杂。为了优质高效地进行大规模的网络课程设计和开发，我们采用课程教学样式来规范课程的设计和开发。

样式 (Pattern) 研究起源于建筑学，最早是由建筑理论家 Alexander 在 20 世纪 70 年代提出的。随后，样式思想慢慢影响了软件行业，许多人开始用样式来记录软件设计的专业经验。伽玛等软件工程学者出版了《设计样式》一书，详细呈现了信息系统应用的成功样式，成为样式在软件行业应用地位的奠基之作。同时，一些美国和德国具有丰富计算机教学经验的学者，也将基于样式的方法应用到问题解决中，开展了教法样式项目 (Pedagogical Patterns Project) 的研究。此外，欧盟 ELEN 项目 (2003)、IMS 全球学习联盟 UNFOLD 项目等都对信息化环境下学习的样式进行了有益实践，出现了在线学习的设计样式 (Design Patterns for e-Learning)，研究了在线学习环境中从课程内容到教学组织的设计经验。Diana Laurillard 在 2012 年新出版的《Teaching as a design science- building pedagogical patterns for learning and technology》一书中，提出了教学是一种设计科学的观点，并且探讨了"获得学习""探究学习""讨论学习""实践学习"和"合作学习"等教学样式。

课程教学样式是获取教学实践中的专家经验的方法，目的是以一种简洁的形式记录教学实践的专家知识，使得需要这些知识的人可以方便地获得。教学样式的本质是提供一种分享成功教学实践的格式和方法，它能够保证成功的实践可以被不同的人在不同的教学情境中以不同的方式使用。

在引入"课程教学样式"概念之前，教学模式和教学案例都是共享课程开发经验的重要方法。但是由于教学模式过于抽象和理论化，而教学案例又过于具体和零散，课程教学样式的出现弥补了两者的不足。课程教学样式是一种介于教学模式和教学案例之间的中间层次。既能较好地避免课程模式过于抽象、难于落地的不足，也能解决课程案例过于具体，难以推广的缺点。如图1所示，教学样式界于教学模式和教学案例之间，即介于教师的教学实践和理论之间，教学模式对于一线教师来说比较抽象，可操作性差，而教学案例又比较具体，与

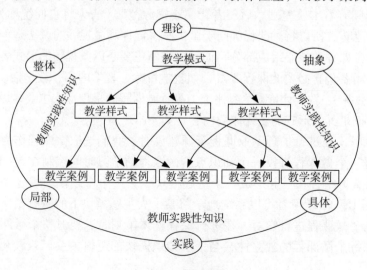

图 1   教学模式

具体的学科知识关联度高，不适于作为一般性的设计参考支架。

概括而言，课程教学样式具有以下特点：①可操作性。教学样式使用易于用户理解和掌握的结构框架，让用户易学易用，具有较强的可操作性和实用性；②通用规范性。教学样式可以应用到层次、规模不等的课程案例之中，从中观层面对课程进行设计和管理，使得教学内容和活动的设计更通用和统一，并有利于知识的共享。③相对灵活性。教学样式描述的是按照特定情境下解决某类重复出现的相似教学问题的基本框架，所解决的是具体情境下的同类问题，关注提供针对框架的概要设计，而非细节规定。因此具有相对较好的灵活性和可迁移性。

华东师范大学刘名卓老师等根据多年来在网络课程建设方面积累的经验和研究成果，以及对我国网络精品课程、精品资源共享课和主流 MOOCs 的设计分析，提出了七种在线教学样式，分别是理论导学型（基于内容的设计）、技能训练型（基于技能的设计）、问题研学型（基于问题的设计）、情境模拟型（基于情境的设计）、案例研学型（基于案例的设计）、自学探究型（基于探究的设计）和实验探究型（基于实验的设计），这些设计样式适用于对整门课程、学习模块、学习单元或者某一知识点的教学设计。

我院在进行护理课程开发过程中参考了以上课程教学样式，并针对我院护理专业课程特点，进行归纳调整，确定了三种常用的课程开发样式进行应用，下面分别叙述：

（一）理论导学型

理论导学型设计样式注重学科内容固有的知识体系和逻辑结构，以学科内容为中心，通过教师的知识讲解，并辅以一定的练习测试，以帮助学习者达到一定的学习目标。这一类型的设计通常以教材为蓝本、围绕学习者发展的需要筛选关键知识点，对具体知识点进行设计，融合"学习导入 - 激发学习兴趣，内容解析 - 传递学习内容，实例应用 - 巩固强化知识"的思想，从而一方面避免了书本搬家，另一方面让学习者在学习每个知识点时都能经历一次完整的"问题解决"过程，加深对知识点的理解，促进其知识迁移能力。

我们大多数的理论类课程适用于此种设计样式。理论导学型课程教学样式的基本结构见表 1：

表 1 理论导学型课程教学样式基本结构

学习单元结构	学习指导 *	□单元学习目标	□重点难点	□学习要求与方法
	学习导入	□问题式导入	□案例导入	□前测（客观题）
	内容讲解 *	□图文	□视频讲座	□互动讲座
	实践活动	□讨论	□实验	□拓展资料
	巩固练习 *	□单选	□多选	□判断

注：* 为必选栏目

对于具体的学习单元设计，表中"学习指导""内容讲解""巩固练习"是最基本的教学活动，不同的学习内容可根据具体情况适度增加教学活动，如表中建议的"学习导入"和"实践活动"，也可以增加表中未能罗列的教学活动，如"拓展资料""课后总结"等。其中，根据"内容讲解"环节决定了课程开发的成本、难度和周期，根据其展现方式可进行细分，见表 2。

表 2　理论导学型课程开发样式细分

	理论导学 -I 型	理论导学 -II 型	理论导学 -III 型
展现形式	图文	视频讲座	互动讲座
设计难度	★	★★	★★★
开发周期	★	★★	★★★
成本投入	★	★★	★★★
学生自学能力	★★★	★★	★
学生学习时间	★★	★	★★★
教师参与度	★	★★	★★★
学生学习趣味性	★	★★	★★★

（二）技能训练型

技能训练型设计样式注重学习者某种技能或技巧的培养，以学习者参与和体验为特点，为他们提供一系列数字化操练和模拟体验的机会，从而使学习者达成一定的学习目标。此类课程设计关注提供大量的活动、操练、体验的机会，引导学习者将所学的知识技能运用到实践中去，具有以体验为中心的特点。

通常，操作类、实训类以及实践类课程可以采用此模式。技能训练型课程教学样式的基本结构如表 3。

表 3　技能训练型课程教学样式的基本结构

	学习指导 *	□单元学习目标	□重点难点	□学习要求与方法
学习单元结构	体验 *	□操作图演示	□操作视频演示	□操作动画演示
	内容讲解 *	□图文	□三分屏讲座	□互动讲座
	再体验	□讨论	□实验	□拓展资料
	巩固练习	□单选	□多选	□判断

注：* 为必选栏目

对于具体的学习单元设计，表中"学习指导""体验""内容讲解"是最基本的教学活动，不同的学习内容可根据具体情况适度增加教学活动，如表中建议的"再体验"和"巩固练习"，也可以增加表中未能罗列的其他教学活动。

其中，根据"体验"环节决定了课程开发的成本、难度和周期，根据其展现方式可进行细分，见表 4。

（三）情境模拟型

情境模拟型设计样式以情境体验为中心，在教师的指导下，学生利用所学的理论知识在模拟或虚拟的情境中通过情境观摩或者角色扮演等方式在体验中应用所学知识。它在假设的情境中进行，在教师的指导或协助下，学生设计出与知识应用相关联的实践场景，并置身于该场景，学生是情境的主要推动者，并在情节发展中促进深层学习目标的完成。

该类设计样式一般适用于实践性或应用性较强的课程。

情境模拟型课程教学样式的基本结构见表 5。

表4 技能训练型课程开发样式细分

	技能训练-Ⅰ型	技能训练-Ⅱ型	技能训练-Ⅲ型
展现形式	图	视频	动画
设计难度	★	★★	★★★
开发周期	★	★★	★★★
成本投入	★	★★	★★★
学生自学能力	★★★	★	★
学生学习时间	★	★★	★★
教师参与度	★	★★	★★★
学生学习趣味性	★	★★	★★★

表5 情境模拟型课程教学样式的基本结构

学习单元结构	学习指导*	□单元学习目标	□重点难点	□学习要求与方法		
	情境创设*	□语言描绘场景	□音乐渲染场景	□图画再现场景	□实物创设场景	□虚拟真实场景
	内容讲解*	□图文理论讲解	□三分屏讲座	□互动讲座	□案例分析	□拓展资源
	体验情境*	□情景体验	□游戏模拟	□实战演练		
	评价总结	□知识总结	□主题讨论	□学习反思	□主观题	□客观题

注：* 为必选栏目

对于具体的学习单元设计，表中"学习指导""情境创设""内容讲解"、"体验情境"是最基本的教学活动，不同的学习内容可根据具体情况适度增加教学活动，如表中建议的"评价总结"，也可以增加表中未能罗列的其他教学活动。

根据"情境创设"可以进行细分，见表6。

表6 情境模拟型课程开发样式细分

	情境模拟-Ⅰ型	情境模拟-Ⅱ型	情境模拟-Ⅲ型	情境模拟-Ⅳ型
展现形式	文字	图	视频	动画
设计难度	★	★★	★★★	★★★★★
开发周期	★	★★	★★★	★★★★★
成本投入	★	★★	★★★	★★★★★
自学能力	★★★	★★	★	★
学习时间	★★★★★	★★★	★★	★
教师参与度	★	★★	★★★	★★★★★
学习趣味性	★	★★	★★★	★★★★★

四、课程开发案例

在同一门课程中的不同学习单元（知识点），各种设计样式可混合使用。以护理学专业"健康评估"课程为例，我们将全部教学内容分为了 120 余个独立的知识点，每一个知识点都是一个相对独立的学习单元。在进行课程开发时，根据不同学习单元的内容和特点，运用不同的课程教学样式进行设计和开发，形成不同的微课程。

如在进行"水肿的概念与发生机制"知识点的教学设计时，应用的是理论导学型。该微课程包括学习目标、课程讲义、教师讲授、自测几个环节。在进行"头发、头皮与头颅评估"知识点的教学设计时，采用的是技能训练型。该微课程包括学习目标、课程讲义、教师讲授、操作演示、自测等环节。而在"心电图 - 左心室肥厚"知识点的教学设计时采用的是情境模拟型。该微课程包括学习目标、课程讲义、模拟读图、自测等环节。

小结

在基于典型工作任务的课程开发过程中，选取知识库作为学生的学材来支持教学的开展，不仅可以满足学生的个性化需要，同时也可以锻炼学生的自主学习能力。而选择微课程（知识点）作为课程的基本结构单元进行课程系统化设计，不仅方便学习者利用生活工作中的间隙随时随地进行学习，同时也不失学科课程的系统性、完整性。而课程教学样式的采用，可以有效地提高开发速度和保证开发质量。在以前的资源设计和开发工作中，教学设计人员更多是凭经验给予教师提供设计建议和要求，但由于教师不熟悉网络教学，往往花费过多的时间了解网络教学环境和多媒体技术，纠结在什么样的网络教学环境采用什么样的教学策略与方法等。有了课程教学样式之后，特别是有了一些教学样式的开发案例后，教学设计人员和教师可以比较系统地应用这些样式，提高了工作效率和课程的总体建设水平，并且各类人员有了彼此之间进行设计交流的共同语言。在互动过程中，教师对网络教学设计也有了充分的认识，在具体的学习内容、活动、策略和评价设计上也更加精细与合理化。使两者能够很好地做到优势互补，提高了课程的总体建设水平。

基于典型工作任务的护理学课程开发和管理

宋晋军

【概要】

远程护理学专业教学的改革不仅需要课程体系设计和学习平台技术支持，更需要与改革目标相一致的网络课程的设计和开发。如何遵循学习规律、人的职业成长和职业生涯发展规律，并结合护理职业要求去开发课程是我们需要研究和实践的重要课题。课程设计如何体现发现学习、探究学习和行动学习在人的职业发展中的价值，通过什么样的学习任务能够实现经验的获得并最终形成实践能力，同时课程内容设置如何满足课程的教育性要求和学习规律及职业生涯发展的规律等问题都是我们在课程设计和开发过程中面临的难题。本文阐述了北京大学医学网络教育学院基于典型工作任务的护理学专业网络课程开发和管理的过程及方法，希望对致力于远程教育课程建设的各位同仁有所帮助。

随着社会不断发展进步，劳动分工越来越精细。加之人们对于健康的需求不断提升，迫使医药卫生机构对技能型人才不断提出更高的要求。尤其是直接面向大众的医疗窗口单位，更是在工作任务的复杂性、综合性方面以及工作过程的完整性方面都给医护人员提出了新的要求。而目前我们多数院校都还在采取"理论与实践并行"的教学模式，理论教学强调了知识体系的系统性和完整性，实践教学强调了操作技能和技巧，但教学忽视了发现学习、探究学习和行动学习在人的职业发展中的价值，无法系统实现经验的获得并最终形成实践能力。有的职业类院校也采用了"理论为实践服务"的教学模式，强调培训的结果，看重通过学习是否具有能够完成具体技术任务的能力，但综合职业能力并不是多种具体能力简单叠加就能达到的，它忽视了课程的教育性要求和学习规律及职业生涯发展的规律。因此职教课程改革与尝试只有从本质上跳过理论与实践相隔离的藩篱，才有可能从根本上提高我国职业教育的整体质量。

为了让服务"对象"是人的复杂劳动从业者真正成为高素质应用型人才，彻底改变护理学专业课程体系与临床实践相脱节的现象，有效帮助广大护理人员成为具备综合职业能力的护理专业人才，北京大学医学网络教育学院自2011年底启动了护理学专业（专升本）的课程改革。

本次改革引入理论实践一体化的教学模式，遵循护士职业能力发展的基本规律，依据对护理职业的典型工作任务分析确定专业课程，按照工作过程系统化的原则确立课程结构，通过任务导向的原则实施教学。学生通过对护理服务工作的任务、过程和环境所进行的整体化感悟和反思，实现知识与技能、过程与方法、情感态度与价值观学习的统一。

一、基于典型工作任务的护理课程开发

理论实践一体化的课程，简单地说就是工作和学习是一体化的，学习的内容是工作任务，通过完成工作任务来实现学习。这样的模式也正好符合北医网院护理学专业在职学生学习的环境，我们主要做的就是如何遵循学习规律、人的职业成长和职业生涯发展规律，结合

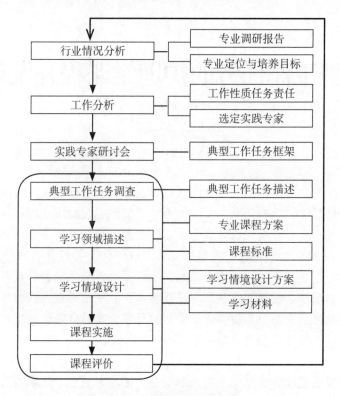

图 1　课程开发流程图

护理职业要求去开发课程。完整的课程开发不仅包括确定学习内容，组织课程结构，制作教学资源等，还包括课程的实施、学习过程的监控，学习效果的评价等一整套内容（图 1）。

（一）确定课程标准

典型工作任务是一个职业的具体工作领域，它是工作过程结构完整的综合性任务，反映了该职业典型的工作内容和工作方式。一般情况下，一个典型工作任务就是一门学习领域课程，确定和描述一个典型工作任务，是课程开发的基础。围绕每一个典型工作任务，我们都会聘请临床实践专家、课程教学专家、远程教育专家以及相关课程开发人员共同组成一个项目组，以项目管理的方式进行该门课程的开发。与以往的课程开发类似，理论实践一体化课程同样要先确定课程标准（或者叫课程大纲）。该阶段主要是组织临床实践专家和课程教学专家一起对典型工作任务进行梳理细化，以确定课程标准。课程标准包括课程性质、典型工作任务描述、课程目标、工作与学习内容、课程内容和要求等。

（二）设计和编写课业

确定好课程标准后，我们要聘请授课教师。由于每一个典型工作任务，甚至一个学习情境里就会涉及不同学科知识，所以可能会聘请多名教师参与授课。教师到位后就要加入到课程项目组，在临床实践专家、课程教学专家、远程教育专家等的指导下，结合教学条件、学生实际情况进行集体备课，设计和编写每个学习情境的综合性课程作业（简称"课业"）。课业也就是学生要完成的综合性的学习任务。它是根据课程目标的要求，按照典型工作任务所包含的学习情境来设计的。课业的内容主要包括提供教师授课的课业设计方案和提供学生学习的学习材料。课业设计方案规定了该学习情境的学习任务、学习目标、学习内容、教学条件、教学方法组织形式、教学流程、学业评价和评价标准等。学习材料是帮助学生学习并完成学习任务的教学材料。与传统的教材相比，我们更希望它能调动学生学习的积极性，能够指导学生自主寻求解决问题的方法、补充欠缺的知识和能力，以最终完成学习任务。学习材料主要包括明确的学习目标、具体的学习情境和学习任务、完成任务的形式和要求、评价标准和一整套支撑该学习情境的课程知识库等。

在编写学习目标时，我们改变了以往了解、熟悉、掌握等按照对知识掌握程度不同的分类书写方法，而是从完成学习任务，体验工作过程，提升综合能力的角度，依据教育学家布卢姆（B.Bloom）的学习目标分类与分层理论，把学习目标按照认知、动作技能和情感三大类来编写。如在"临床常见病护理"课程中，"内分泌与代谢性常见病护理"任务中的学习目标如下：

完成本学习任务后，学生应当：

　　1.能复述内分泌系统的解剖、生理特点。

　　2.能应用问病史和护理查体技巧评估内分泌与代谢性常见病患者。

　　3.能观察内分泌与代谢性常见病患者病情及变化，准确地描述、记录和汇报。

　　4.根据护理常规、护理操作流程、临床指南等对内分泌与代谢性常见病患者实施护理和治疗，并取得患者的积极配合。

　　5.能给予内分泌与代谢性常见病患者个体化的健康教育、出院指导、心理支持及心理辅导。

另外，根据不同典型工作任务所体现的综合化程度不同，我们在课程知识库建设过程中也采取了不同的形式。如在"临床基础护理""健康评估"课程中，我们只是以较单一的专科课程知识点来支撑学习任务，主要是因为这些典型工作任务对应的是初学者阶段，完成任务并不需要更多跨学科、综合性的知识和能力。而随着学员在职业成长过程中逐渐从生手向熟手、能手、高手和专家过渡，我们在相应的典型工作任务中也越来越多地加入了跨学科、综合性的学习材料作为支撑。如在"临床常见病护理""急危重症护理"中，对应每一个学习情境，我们都会配以与该情境相关的解剖、生理、生化、病理、诊断、内护、外护等知识；在"护患关系协调与纠纷处理"中，除了护患关系、沟通技巧、护理伦理等学科知识外，还增加了更多的必读文献和延伸阅读材料；在"疑难与复杂护理问题处置"中，我们到北京大学第三医院全程拍摄了一例感染性心内膜炎患者的护理大查房，让学生能够完整地体验复杂护理病例讨论的全过程。

由于典型工作任务引导下的课程学习是由工作对象、使用工具、工作方法和劳动组织等多方面组成的一个有机整体，所以我们在编写学习内容时，不会直接将知识内容呈现给学生，而是先让学生明确要完成的任务是什么，即使是在一个小的学习情境中，我们也在设计通过话题、故事、案例等的引导问题将学生带到自己的工作情境中，在真实或者模拟的工作过程中调动学生多感官的协同学习和对综合信息的判断和处理能力。例如"急危重症护理""糖尿病酮症酸中毒"这个情景中，我们先给学生呈现的是这样一个案例：

患者，女性，17 岁，学生。因"多饮、多尿、多食、体重减轻 1 个月，伴意识障碍 2 小时"急诊平车收入院。患者于入院前 1 个月无明显诱因出现口渴、多饮、多尿、多食，体重减轻 5kg，未就诊。近 3 天来无明显诱因出现恶心、呕吐、乏力，2 小时前出现呼之不应、意识障碍。

体格检查：T 36.7℃，P 117 次 / 分，R 19 次 / 分，BP 119/70mmHg，平车推入病房，被动体位，浅昏迷状，呼吸有烂苹果味，双瞳孔等大等圆，直径约 3mm，对光反射迟钝。双肺呼吸音清，未闻及干、湿啰音。心界不大，心率 117 次 / 分，律齐，各瓣膜区未闻及病理性杂音。腹软，肝、脾肋下未及，双下肢无水肿。

实验室检查：血电解质 K^+ 3.61mmol/L，Na^+ 128.3 mmol/L，随机血糖 38.2mmol/L，尿糖（++++），尿酮体（++），尿蛋白（－），HbA1c（糖化血红蛋白）14.3%，血气分析 PaO_2 99mmHg，$PaCO_2$ 35mmHg，pH 7.29。

初步诊断为"1 型糖尿病、酮症酸中毒"，急诊予以生理盐水、胰岛素、氯化钾补液、纠酮治疗并收入病房。

入院后复查血 K^+ 为 3.40mmol/L。

思考题：
1. 患者诊断 1 型糖尿病以及酮症酸中毒的依据有哪些？
2. 患者为什么会发生低钾血症？
3. 该患者急救的原则是什么？最关键的两项措施是什么？
4. 该患者的主要护理问题是什么？应采取哪些护理措施？
5. 护理过程中应重点观察什么？

要完成该学习情境的任务，学生就要围绕这个源于工作中的案例去思考，接着就要向老师、同学或者到我们提供的病因、病理、诊断、检查、治疗等一系列知识内容中去寻找答案。这个过程完全与日常护理中遇到的问题相贴合。

还有一部分典型工作任务，需要学生在完成工作任务中不断体验、感受才能够去总结、提炼和创新，这就需要较长时间的积累才能完成任务，如"护理专业问题研究"，最终的学习成果是要提交一份完整的护理研究文章，学生不可能在短时间内达到这个能力，于是我们将这个任务分解到三个教学阶段来完成：第一阶段要求学生提出两个护理问题，并陈述所提问题的重要性、临床情境和研究进展。第二阶段要求学生进行护理问题研究的开题报告，并进行资料收集和记录。第三阶段才是提交完整的护理研究文章和过程文档。配合不同教学阶段的任务要求，我们也是分阶段提供学生如何选题、查阅文献、设计调查问卷、使用调查量表以及统计学方法、科研文章写作等相关知识和指导。我们发现这种分阶段的设计不仅使学生在阶段学习中逐渐建构与完成任务过程相关的知识结构，而且通过参与每个阶段任务并及时反思和修正，更能够促使其完成较复杂的任务，发展其综合能力，大大提升其职业价值观。

当然，即使是基于典型工作任务的学习模式，对于是否是好的学习材料的判断，除了内容要从学生的工作和经验出发，结构要引导学生从任务入手去寻找解决方法，制订解决计划，组织和实施解决方案，并进行总结和反思外，在学习材料的形式方面我们觉得也要力求生动活泼，图文并茂，尽量通过多种技术手段呈现出丰富的媒体资源，深入浅出地传授知识和道理，提高学习的有效性。

二、基于典型工作任务的护理课程开发管理流程

基于典型工作任务的网络课程开发更是一个复杂的系统性工程，整个开发过程不仅需要有临床实践专家、课程教学专家、远程教育专家以及授课教师的参与，也离不开教学设计和教育技术人员、互联网技术人员、媒体设计和制作人员等的参与配合。为了能够保证课程开发的效果和效率，规范多个环节的任务和接口，促进各岗位人员的密切配合，我们借鉴以往按项目管理的方式进行课程开发的经验，对课程开发的整个过程进行质量控制，制定了一套课程资源开发管理流程（图2）。

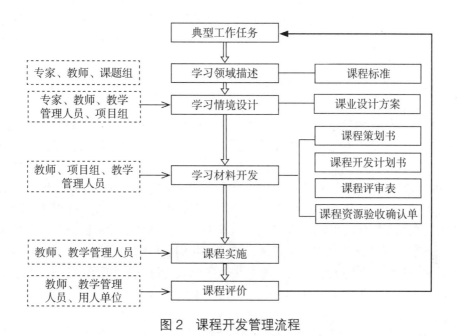

图2　课程开发管理流程

1.教学运营部组织课题组成员及相关专家进行行业情况调研、工作任务梳理、典型工作任务分析等，确定课程标准。

2.教学运营部专业主管根据专业建设需求和课程标准，聘任主讲教师，制订"课程开发需求说明书"。

3.资源中心接到"课程开发需求说明书"和"主讲教师聘任登记表"后，指定课程负责人（项目经理）。课程负责人、教学运营部专业主管、主讲教师及相关专家进行集体备课，明确任务，设计和编写每个学习情境的综合性课程作业。

4.课程负责人组织编写"课程开发策划书"（内容包括教学策略、主要教学活动、考核评价方式、评审标准），需要时组织媒体部、技术部共同编写。课程负责人组织对"课程开发策划书"的评审。评审通过后，启动学习材料开发工作。

5. 课程负责人负责编写"课程开发计划书"。"课程开发计划书"主要包括课程组成员、人员安排、时间安排、费用预算等。部门经理负责对"课程开发计划书"进行审批，"课程开发计划书"涉及媒体部工作任务的需报送媒体部经理。

6. 课程开发组根据"课程开发计划书"和"课程开发策划书"进行学习材料开发。学习材料制作过程中，遵循"课件制作基本要求"。课程开发组在开发过程中需要媒体部的技术服务，填写"技术服务流转单"交媒体部经理审批，审批通过后由媒体部经理依据"摄录编工作流程"组织实施，任务完成后，媒体部内部审核成品并填写"质量验收单"交课程负责人确认验收。

7. 开发过程中如有内容或资源形式等大的变更，需提出申请（制作技术变化需进行技术测试，记录并提交测试结果），由资源中心负责人和教学运营部负责人共同同意后（以邮件、会议纪要进行工作记录）方可执行。

8. 课程资源开发结束后，由课程负责人依据"课程开发策划书"所描述的评审要求组织课程评审（参评人员必需包括有：项目部经理、教学运营部经理、专业主管、学科专家，必要时邀请实践专家及远程教育专家参评），填写"课程评审表"。若有不适用情况，提出相应修改意见。课程开发组根据意见进行修改。

9. 课程通过评审后，由教学运营部负责组织对课程开发结果的验证和确认，填写"课程资源开发结果验收确认单"。

理论与实践一体化的教学模式，是基于北医网院护理学专业成人在职学习的实际情况所进行的一次创新性改革，基于典型工作任务的护理课程开发，也是我们在配合教学改革过程中所做的一些尝试。虽然我们在设计和开发过程中，突出专业知识与实际工作的联系，强调工作任务的过程性和整体性，尽力引导学生将所获知识能力进行迁移应用。但受客观条件和我们自身对理论与实践一体化教学模式理解的不足，目前开发的课程在知识结构的组织编排上，在学习材料与学习情境的匹配程度上，以及如何组织教师设计课程资源、引导学生围绕任务目标合理利用课程资源等方面还有很多缺憾，我们会伴随护理教学改革实验班的同学们一起成长，关注教学实施过程和评价反馈结果，不断进行课程的修正和完善。也希望我们的努力能为我国护理行业培养综合性高技能应用型人才贡献绵薄之力。

附件 1：课程开发策划书模板

课程开发策划书

序号：　　　　　　　　　　　　　　　　　　　编号：

课程名称		课程编号	
学分		专业层次	
教学负责人		课程负责人	
课程类型	□新开发课程□外购课程二次开发□其他		
评审要求	□不需评审　　　□需要评审		
考核要求 （方式和比例）			
课程基本信息			
课程简介			
教学的重点难点			
教学策略			
课程内容设计			

章节内容	计划学时	学习活动设计				

双方意见	
教学运营部	资源中心

附件 2：课程开发计划书模板

课程开发计划书

序号：　　　　　　　　　　　　　　　　　　　　　　　编号：

课程名称		开发周期	
课程编号		填写人	
课程开发小组成员			
成员		职责	
进度规划			
费用规划			
关键控制点			
关键控制点		控制方式	
审批意见：			
		签字：　　　年　　月　　日		

附件3：课程评审表模板

课程评审表

序号：   编号：

课程名称		课程编号	
评审类型	□策划评审□中期评审　　□终审		
评审组成员			
评审内容			
审核意见	□通过　□ 不予通过，需修改 记录人：　　　　日期：		
修改后确认	□已修改，可以使用 □仍需修改，暂停使用 审核人：　　　　日期：		
审批人意见	 签字：　　　　日期：		
入库上传	 签字：　　　　日期：		

附件 4：课程资源开发结果验收确认单模板

课程资源开发结果验收确认单

序号： 编号：

课程名称		课程编号	
提交资源清单		提交人	
		提交日期	
验收依据	1. 课程标准相关要求 2. 课程开发需求说明相关要求 3. 课程资源验证情况		

验收小组意见：

☐ 符合要求，验收通过

☐ 补充或修改后，再次验收

补充或修改说明：

签字： 日期：

审核上线签字：

年　月　日

基于 Moodle 平台的典型工作任务课程教学

刘　玲

【概要】

北京大学医学网络教育学院作为培养在职护士开展毕业后继续教育的机构，结合行业发展和学生需求，以护理人员职业综合能力发展为导向，采用职业教育工学结合一体化课程体系开发方法形成了基于典型工作任务的护理学专业人才培养方案。方案通过论证后，如何开展课程，提高教学效果，保证教学质量，实现改革目标，成为北医网院课程体系改革实践过程中不断总结完善的重要课题。本文针对改革后的典型工作任务课程在 Moodle 平台下如何实现教学活动进行阐述。

一、基于典型工作任务课程的特征

基于典型工作任务课程培养的是学生的综合职业能力，要想实现这一目标，传统的讲授式教学不再适合此类课程，需要在教学策略上进行根本性改革。要想保证课程的成功实施，提高学习的有效性，在教学方式、学习方式及评价方式上都要做相应的转变。

在教学方式方面，采用的是行动导向教学，即让学生以个体或小组合作的方式，围绕明确的学习目标，通过完成一系列的综合性学习任务，学习新的知识与技能、提高综合职业能力。整个教学过程中都以学生为中心，学生围绕着如何解决问题、完成任务来进行学习，教师作为鼓励者、咨询者和指导者，为学生提供个性化的辅导与支持。

在学习方式上是任务导向的自主学习，学生的学习是基于任务、在教师引导下进行网上自主学习和探究。通过学生的自主学习活动，培养学生形成积极主动的学习态度，从而改变教师过于注重知识传授、学生被动学习的局面。学生通过参与论坛互动及小组讨论等活动，来构建自己对基础知识与基本技能的理解，同时也提高了自主学习能力，增强了协作学习技巧。

在评价方式上，更加注重学生个体差异，注重过程性、表现性、发展性评价。评价方式更加丰富多样，不仅考核知识的掌握程度，更重要的是评价学生综合运用知识解决实际问题的能力。

二、Moodle 平台及其功能介绍

北医网院学生的学习都是基于网络的，要使改革后的课程顺利实施，就要根据课程特征选择合适的网络教学平台。比如，所选择的平台要能实现教师设计的各种教学活动；能为学生提供一个自主学习、协作学习，积极参与各种活动的环境；能为教师和学生构建相互交流的平台，实现课程学习交流和评价。

目前，网络课程平台有很多，Moodle 平台由于是开放源代码，且能实现对自主学习、协作学习和学习反思等网络教学活动的强大支持，被很多学校作为开展网络教学的支撑平台。Moodle 是 Modular Object-Oriented Dynamic Learning Environment 的缩写，即：模块化的

面向对象的动态学习环境，是由澳大利亚教师 Martin Dougiamas 开发的基于建构主义学习理论的学习管理系统。由于 Moodle 平台体现了先进的教育理念，重视学习者的个体体验和社会交互，强调学习者获取知识的情境、途径和过程。因此 Moodle 平台除了提供各种教学资源外，更加注重对学习过程中各种"活动"的支持，更加注重师生、生生之间的交流、互动和协作。Moodle 平台课程活动模块非常丰富，如聊天室、讨论区、作业、测验、问卷调查、互动评价等。在这些教学活动中教师不仅仅是知识的提供者，而是各种学习活动的促进者、指导者，共同实现预定学习目标的组织者，师生之间是平等对话的关系。

基于社会建构主义理念设计的 Moodle 网络教学平台以其丰富的活动模块及交互功能满足了改革后课程的教学运行实施。

三、基于典型工作任务课程教学活动的实施过程

在实践经验的基础上，考虑基于 Moodle 平台的教学活动开展需要通过以下几个步骤实现：

（一）Moodle 平台配置

1.学习资源设计

学习资源主要包括与学习相关的材料如学习扩展资料、参考文献、参考案例、学习任务说明、学习指导等。Moodle 平台支持 word、网页、ppt、视频、flash 等多种电子资源展现形式，教师可以根据教学需要提供适合的学习资源。

由于学生的学习方式以自主探究为主，资源如何组织显得尤为重要。改革后的课程内容是完成不同的工作任务，所以选择 Moodle 平台中以主题为线索的资源组织方式。每个主题就是学生要完成的学习任务，每个学习任务栏目中包含对任务内容、要求及考核办法的详细说明。配置的内容以精为主。

2.学习活动设计

Moodle 平台有着丰富的学习活动模块，在改革后的课程中，应用最多的就是讨论区及作业。根据课程的要求，在配置论坛及作业前，可以选择将学生按照一定的策略进行分组，小组内部、小组之间以及师生之间可以通过 Moodle 平台搭建的学习环境进行交流和互动。

（1）讨论区设计

讨论区的作用是帮助师生间、生生间的交流。根据讨论内容的不同，可以配置自由讨论区（讨论除主题外的所有问题）及主题讨论区（给出特定主题）。当然，如果课程要求中有小组作业时，为方便小组成员交流，可以配置小组讨论区。

在设计主题讨论区的讨论内容时，要注意选择与完成学习任务紧密联系的开放性问题，同时，对讨论的要求要有明确的说明。

（2）互评设计

为了调动学生自主学习的积极性，部分课程在论坛案例提交区增加了学生之间的互评。学生们在评价别人的同时，自己也会加深认识，甚至是对问题的理解上升一个层次，从而提高学生的比较和分析能力。

（3）作业设计

改革后课程的作业以综合性的任务为主，主要为了促进学生对教学内容更好地理解与掌握。Moodle 平台的作业可以设置提交时间，可以以附件的形式或者文本的形式上传。教师既可以打分，也可以写评语，更方便学生改进。

（4）界面设计

在 Moodle 平台配置学习资源及学习活动过程中，会越来越发觉，资源这么多该如何展现呢？显然，简单的资源堆砌是不符合学生阅读习惯的，也会影响学生学习的积极性。在界面设计方面，首先要有欢迎词及学习路径指引，重点内容要放在明显的位置，界面的操作性不要过于复杂，导航要清晰，布局要合理，否则不但会影响学生学习的效果，而且还会失去使用的兴趣。

（二）学习过程中教师的引导

学生的学习过程主要是在配置好的 Moodle 平台上完成的。学生登录 Moodle 平台后：查看要完成的任务→明确任务后查找学习资源→在讨论区与小组成员或者教师交流问题→提交成果→同伴互评→教师评价→反思。要保证学生的学习有效，教师的引导非常重要。

在学生进入平台学习后，要让学生感受到辅导教师存在，吸引学生进入网络课程的学习，帮助学生明确学习任务。在完成任务过程中，教师要密切关注学生学习的进展，利用 Moodle 的跟踪功能及时了解学生的学习情况，针对具体问题给予帮助和指导。在讨论区，要引导学生学会分析问题，通过沟通和交流解决问题。学生提交成果后，要引导学生之间的互评，在必要的时候参与其中交流和讨论。教师要对学生成果及时反馈评语及修改意见，引导学生对成果进行反思。

（三）学习结束后的总结改进

在学习结束后，教师要对整个教学活动进行总结。教学实施方面，要总结是否落实了课程设计的思路以及课程推进、学习辅导、学习评价情况；教学效果评价方面，要总结课程教学是否达到预期课程目标；课程持续改进方面，要提出课程设计与教学中存在的问题与改进建议。

四、教学实现过程中存在的不足及反思

1. Moodle 平台功能有待完善

Moodle 平台为学生提供了一种生动形象的自主学习环境，它的种类多样的学习信息资源以及学习策略和方法，为教学活动实现过程提供了技术保障。但 Moodle 平台在功能上仍存在不足。首先，Moodle 平台不能与 TOSS 平台进行嫁接，导致学生要在两个平台学习，学习连续性难以保证。其次，Moodle 平台的分组功能有待改善。Moodle 平台虽然实现了对学生进行分组，但不能设定小组长的角色，在上交小组作业时，需要指定学生上交。除此之外，Moodle 平台的交互功能有待改善。Moodle 平台提供了较完善的网络通讯工具和功能，比如及时消息、电子邮件及聊天室等，但缺少实时视频交流。

2. 学生自主学习能力有待提高

基于典型工作任务的课程强调以学生为中心的自主学习，学生通过发挥主动性、积极性、创造性和自主学习策略来主动完成知识的建构。但参加远程教育的学生都是在职学习，学习过程中有工学矛盾的困难，有家庭的负担而分散精力，还有很多学习中会遇到的问题等原因，导致学生学习不主动、不积极，论坛参与度低，作业上交不及时等问题。另外，典型工作任务课程的学习方式也发生了变化，要求学生增加过程投入也会导致学生以上问题的发生。

3. 教师辅导策略有待改进

工学结合一体化课程教师的角色发生了变化，由知识的传授者转变为学习的激励者、咨询者和指导者。部分教师还没有适应角色的转变，加之对网络教学经验不足，设计 Moodle

课程资源和活动的环节时没有关注到如何激发学生的学习动机，导致学生学习兴趣不高。

4. 反思

教师要发挥主导作用，必须努力提高网络教学能力、丰富网络教学经验，探索有效的导学、助学、促学、督学方式，关注学生的学习过程，帮助学生提高自主学习能力从而更加有效地学习。要注意网络教学资源的新颖性和丰富性，重视网络交互，加强情感交流，培养学生的求知欲和好奇心，以此来激发学生的学习积极性。对学生提出的问题，如果教师能尽快回复，给予及时的评价和反馈，能促进学生学习的积极性和学习的反思。在教学过程中，要对学生的学习过程加强监控，通过 Moodle 平台的统计功能查看学生学习日志、活动报表等途径了解学生的网络学习情况，对于登录平台频率很少的学生进行督促，及时发现问题，引导他们在学习过程中少走弯路。

五、小结

Moodle 平台为基于典型工作任务课程的教学活动实现提供了有力保障，它先进的理念、强大的功能和特性为网络学习提供了更加广阔的前景。但要实现改革的既定目标，还需要学院、教师、学生等多方面的配合和努力，充分发挥 Moodle 平台网络教学长处和优势，克服其不足和劣势才，能更好地开展基于典型工作任务的课程教学。

基于典型工作任务的学生支持策略

李 菲

【概要】

基于典型工作任务的课程改革，学生学习方式发生了很大转变，这种情况下如何激发成人学习者的学习动机，保持成人学习者的学习热情，获取最佳学习效果，是学生支持工作中需要重点关注的一个问题。我们进行了积极的探索与实践，尝试通过多种学生支持策略帮助学生顺利完成学习过程，在这方面取得了初步效果，在此与大家一起探讨和分享。

一、成人学习者特点和学习动机影响因素

首先，我们的学生主要是在职成人——已经步入社会开始工作的人群。作为处在工作期的人群来说，时间、精力、记忆力等因素都会影响到成人的学习过程和学习状态。在成年人的整个学习过程中，其学习愿望主要来自于自我提升的需要，通过学习不断丰富自己并获取更多的知识，提升自身的能力。

针对成人学习者这个特定的学习群体，护士的工作环境更具特殊性，他们的学习动机受到很多方面的影响，主要影响因素包括性别、年龄、受教育程度、婚姻家庭情况和社会经济地位等方面，每名学生受到影响因素各不相同，但对于自身的学习动机都会产生积极或消极的作用，需要我们在教学工作中加以分析，给予关注。

1.性别特征及影响因素：通过分析总结学生的学习情况，可以感受到不同性别的成人学习者对于课程的学习动机是不同的，女性学习者对于人文社科类的课程的学习积极性比较高，男性学习者对于逻辑分析类课程的学习积极性比较高，因此不同性别学习者对于不同课程的学习动机是不完全相同的。

2.年龄特征及影响因素：年龄也是影响成人动机的一个非常重要的因素，不同年龄人群获取知识的目的不同，从而学习的内在动力也是不同的，这会直接影响到学习者的学习动机。而且随着年龄的增长，生理情况也会对成人学习者产生一定的影响，这从心理层面也会影响学习者的学习动机。

3.受教育程度及影响因素：通过调查和跟踪了解，受教育程度不同的成人学习者学习动机取向存在差异。同样是专科升本科的学生，如果学生的前一学历为统招专科毕业，学生更多是为了获取知识提升自己作为目标进行学习，学习动机比较强。如果学生的前一学历为成人专科毕业，很多学生的学习目的局限在获取学历用于晋升职称等方面，学习目的性比较强，但来自于自身主动学习的动机较弱。

4.婚姻家庭情况及影响因素：根据调查了解，可以感受到未婚人群对于学习的主动性比较强，会投入比较多的精力在学习上。而已婚者受到的干扰因素比较多，学习时需要征求配偶的同意，如果正处于孕期或者产后，主要精力会更多地集中在家庭生活中，投入到学习中的精力非常有限，有时甚至会因此延误学业。

5.社会经济地位及影响因素：成人学习者在学习期间所处的社会经济地位也是影响学习

动机的一项重要因素，刚刚步入工作岗位的成人学习者、已经积累一定工作经验的成人学习者和已经在工作上取得一定成绩的成人学习者，三类学生的工作状态是完全不同的，学习目的和学习动机也有所区别。

二、成人学习者学习动机激发与支持策略

此次护理课程改革在前期教学体系搭建和教学课程设置过程中充分考虑了成人学习者的特点，特别是专业课程的学习内容与工作内容进行了很好的结合，让学生感受到自己是在工作中学习，在学习中反思工作，将工作和学习进行了有效的结合，将普遍认为的"工学矛盾"这一问题转化为成人学习者的学习优势。

网络教育目前主要采用的是"导学＋助学＋促学"学习支持服务体系，但护理改革课程的学习方式与传统的学习方式并不完全相同。对于改革后的课程，如何通过"导学＋助学＋促学"三个环节帮助学生们逐步适应新的学习方式，更快地融入到新的学习模式，激发并保持学生的学习动机，还需要我们不断探索出行之有效的学生支持策略和方法，从而确保护理改革下新教学模式的教学质量。

1. 导学环节是教学活动顺利开展的良好基础

"导学"简单来讲就是为网络学习的学生提供学习指导，包括对于课程体系的了解、教学目标的理解、学习方法的掌握等方面，帮助学生在正式开始课程学习前做好自主学习的准备，为学生指明学习的方向。

在新的学习模式中，课程的设计完全遵循行动导向的教学思路，学生在学习过程中不仅需要不断学习知识，而且在完成作业时要与自身工作进行结合。这种不同于以往的学习方式一开始会让很多学生感到不适和无所适从，一时很难转变。

为了帮助学生能尽早适应新的学习方式，尽快投入到学习中，激发学生强烈的学习愿望和学习动机，每次学期初我们会针对各门专业课程安排一次课程导学，请辅导教师为学生介绍课程的设计理念和学习方法，指导学生如何通过自主学习按照教学要求完成学习任务。通过导学课程主要是想帮助学生树立信心，建立良好的学习态度，让学生产生自发的学习热情。

（1）促进师生形成良好的关系：护理改革后的课程辅导老师大部分来自于临床上各个领域的专家，有着丰富的理论和实践经验。通过为学生介绍辅导老师深厚的背景，能够很快地让学生产生共鸣，因为无论老师还是学生都是来自于工作的第一线，都是护理工作的实践者。辅导教师与学生之间的交流不仅限于对于课程知识的交流，同时还包括临床专业知识和医院文化等方面的内容，同样来自于临床的辅导教师很容易与学生产生共情，减少了很多师生之间的陌生感，能够更快地建立起良好的师生关系，为后期学习打下良好基础。

（2）激发学生对于课程的学习兴趣：护理改革后的课程知识体系与以往按照章节推进的形式是不同的，大多数课程是打破了章节的壁垒，以知识点的形式作为学习资源库提供给学生，这也是改革后课程的另一大特点。通过导学课程，学生认识到课程是与自身工作密切相关的，很多课程都要求学生从自身工作环境中寻找案例进行分析，在学习课程的过程中也是对于自身工作的一个反思过程。让学生真正体会到这种学习方式不仅能够学到知识完善自己的知识体系，而且可以帮助自己不断加深对于工作的认识，将之前自己忽略或来不及思考的问题进行重新思考，在不知不觉中得到提升，并为自己的职业成长打下坚实的基础。

2. 助学环节为教学活动提供持续的学术支持

随着网络课程资源建设的不断完善，网络学习资源为学生的自主学习提供了更加丰富的学习体验，但学生的情况各不相同，年龄、学习能力和工作经验等均存在差异，作为助学形式之一的面授课仍然发挥着十分重要的作用。学生应珍惜宝贵的面授机会，更好地发挥面授课的作用。北医网院主要为学生提供两种形式的面授课，分别为总结式面授和讨论型面授。

总结式面授课一般安排在学期中间时段，主要是起到一个承上启下，总结和答疑解惑的作用。一方面，辅导教师会对于课程的知识重点和难点归纳总结，帮助学生在知识结构上建立起完整的框架和较为清晰的脉络。同时会总结前一段时间学生的学习情况，找出学生参与讨论和提交作业过程中出现的问题，给予学生指导，帮助学生更好地完成后续的学习。另一方面，辅导教师会为学生进行答疑解惑，解答学生在学习过程中遇到的学术或者非学术问题，帮助学生扫清学习障碍。学生在学习中往往在遇到困难或者得不到及时辅导而出现消极情绪，从而影响到学生的学习积极性和学习效果。通过面授课，辅导教师可以充分地帮助学生解决学习中的难题，针对学生普遍存在的问题进行解答，对个别学生的特殊问题做个性化指导，引导学生采用恰当的学习方法，完成学习任务，提高自主学习能力。通过卓有成效的面授课可以起到增强学生学习信心的作用，只有不断激发学生的主观能动性，才能保持学生内在的学习动机，才能更好地完成学业。

讨论式面授目的是鼓励学生参与到互动学习中来，让学生从一名听课者转换成一名参与者，模糊师生之间的界限，让课堂气氛更加活跃。讨论式面授为大家提供了一个头脑风暴的环境，学生在一起既可以围绕辅导教师提出的问题展开讨论，也可以自己抛出与课程有关的问题供大家讨论。这种讨论式学习，可以很好地激发同学们的求知欲望，在热情激烈的讨论气氛中，每名学生都想参与进来，但如果没有一定的知识体系和对课程的充分理解作为基础，就会在一定程度上制约自身的参与和发言水平。因此，这种讨论式的面授课程可以激发学生开展自主学习的热情，并能够形成互帮互助的良好学习氛围。

3. 督学环节贯穿于教学活动始终

督学是学生支持过程中贯穿始终的一项工作，督学工作的内容主要包含两个方面，一方面是学术支持，另一方面是非学术支持。学术支持方面，主要发挥平台的线上督促作用。非学术支持则是交由辅导员来完成，辅导员根据成人学生的工作和生活特点，在不同时间点采用电话、短信、QQ和微信等多种方式进行督学活动，从学术和非学术两方面做好督学全方位工作。

学术支持方面，各门课程的辅导教师主要通过线上平台来完成对于学生学习的指导和督促工作。一方面教师可通过监控学生学习进程，督促学生按时完成学习任务；另一方面教师可以通过对学生学习的肯定、指导和帮助来激发和维持学生的学习动机，并且可以通过平台发布学习提示和学习督促，不断提高学习效果。Moodle平台的线上短消息功能也为师生交流提供了一个私密的交流渠道，辅导教师如有需要单独与学生交流的内容，可以通过线上短消息与学生进行沟通交流，当然也可以通过此功能完成讨论区或者作业提交等内容的督促工作。

非学术支持方面，各班级负责的辅导员主要通过激励、督促和情感支持三方面做好学生非学术支持方面的工作。激励方面，积极关注学生取得的各项成绩和成就，如学生在学习过程中得到老师表扬、在考试中取得好的成绩、在工作中取得进步和获得奖励等，争取在第一时间向学生送上祝贺，给予充分肯定，增强其学习信心，激发起内在的学习动力。督促方面，首先要考虑的是成人学生的时间安排，一般选取中午午休或者晚上下班的时间进行督促工作。通过比较发现，在学生的非工作时间发送的通知消息得到学生的响应最快，反馈最及时。对于督促频率常规采用三段式，即每件事情的开始、中间和结束前分别进行督促，重点事件会在结束前增加督促次数。为进行有效督促，每次督促前都要全面了解学生情况，以便学生提出问题时可以及时准确地回复。

情感支持方面，成人学习者作为已经步入社会参加工作的人群，在学习过程中需要承受的东西远远大于在校生。这种压力来自于社会、工作和生活中的方方面面，因此容易出现情绪化。情绪化的出现，很容易影响到学生的学习心态和学习效果，甚至导致做出一些不理智的决定或者判断。有的学生通过学习体会到了学习的快乐，有的学生不适应课程改革后的学习方式，有的学生在生活中遇到挫折从而想放弃学习，还有种种情况出现。如何帮助学生将负面情绪化解，帮助其重新满怀热情投入到学习中是学生支持工作中很需要技巧的一项工作内容。在整个学生支持工作中要随时关注学生的情绪，充当学生知心人的角色。不论是学生工作上还是生活上遇到的不顺心或者困难，都要愿意倾听，给予安慰，能够提供帮助的要主动提供，不推脱不拒绝。只有真正做学生的贴心人，才能在学生心中逐渐建立信任。这种信任能帮助我们在非学术支持工作过程中最大限度地达到预期目标，增强学生支持工作的效果。

三、总结与反思

1. 找到非学术支持与学术支持的最佳结合点

在这种以任务为导向的学习方式下，学习动机如何激励需要一个不断完善和创新的过程。一方面需要将网络教学的优势与成人学习者的特点进行有效融合，缓解成人学习者的工学矛盾问题，充分指导学生在学习期间加强时间管理，制定好学习计划，有步骤有目标地完成自己的学业；另一方面，在学生支持工作中要找到非学术支持与学术支持的最佳结合点，各类支持人员有机协作，为学生提供有效的支持。

2. 导学、助学和督学这三个教学环节密切结合

经过一年半的学生支持工作能够充分体会到改变学生的学习习惯是一个长期的工作，只有通过与导学、助学和督学这三个教学环节的密切结合，才能让学生感受到新的学习方式的不同，通过全面的学生支持工作让学生逐步适应新的教学方式，改变之前惯有的学习方式。通过学习方式的转变，学生的思维方式也会随之发生变化，好的学习习惯的养成对于学生今后工作受益终身。

3. 给予不同学生个性化支持

学生学习背景不同，工作环境不同，对于新的学习方式的适应能力也存在不同。有的同学经过半年的努力，逐步适应新的学习方式，通过练习提高了自身查找问题、分析问题和解决问题的能力，激发了内在学习动机，感受到了自身提升的快乐，受益颇多。但也有部分学生短时间内很难转变自己之前固有的学习方式，习惯于平时看书和做题，考前突击。对于新的学习方式从思想上有所排斥，开始质疑课程的内容，老师的讲授，作业的布置等，学习心态出现了问题，有的甚至出现了退学的想法。针对这部分同学，我们一方面积极沟通，了解

学生的学习状况同时反思自身课程的设置情况，希望能通过给予学生个性化支持，包括心理和学习辅导，帮助其克服困难，激发其学习热情，最终逐步适应新的学习方式，顺利完成学业。另一方面，通过与学生交流，不断完善课程，以便于适应不同学习者的学习要求。

　　学生支持工作从始至终贯穿于整个教学活动，与教学活动不可分割。通过学术支持工作指导学生学习知识，为学生答疑解惑。通过非学术支持给予学生持续的学习动力，从两方面帮助学生。学术支持与非学术支持如何互促互进，通过两者的合理配合，始终让学生保有一个持续的学习动机，是今后仍需要不断思考的问题。

附 1：

远程护理学专业教学改革专家论证会与访谈摘录

（根据专家发言整理，未经本人审阅）

【概要】

北京大学医学网络教育学院在 2011 年启动护理学专业（专升本）课程体系的系统改革，经过一年多的调研分析和方案研讨，于 2013 年 5 月确定课程体系和课程标准，形成远程护理学专业（专升本）课程体系调研与设计报告。与以往传统的护理学专业培养方案不同，新的课程体系和改革方案在培养目标定位、课程体系构建、课程标准和课程设置、课程实施和评价等几方面有了突破性变革。课程体系改革思路是否可行，改革后的培养目标和课程体系是否符合国家教育相关政策和行业要求，是否匹配在职护理人员的需求，这些问题都得到了行内外专家的评审、指导和把关。在新专业教学计划上线前学院组织了专家论证会，专家组就改革方案的合理性和可行性给予了论证和指导意见；在新课程上线一年后学院再次组织了教学改革中期汇报会，专家组对改革方案的实施情况给予了评审和指导意见；同时护理课题组走访了国内各大高校护理学院的专家、临床医院的护理专家并参加医院组织的相关专题研讨活动，积极听取了各方面专家的意见，以确保改革方案的合理性、实施过程中的科学性和严谨性。本文对各位专家的意见和建议进行了整理再现，以飨读者，并借此对各位专家的指导表示最真诚的感谢。

一、远程护理学专业（专升本）课程改革论证会

2013 年 5 月 23 日下午，北京大学医学网络教育学院召开了远程护理学专业（专升本）课程改革论证会。会议邀请到北京大学医学部副主任王维民教授、北京市医院管理局医疗护理处陈静处长、北京大学护理学院姚景鹏教授、国家开放大学蒋国珍教授、北京大学护理学院院长郭桂芳教授、北京协和医学院继续教育学院院长何仲教授、北京大学护理学院副院长孙宏玉教授、首都医科大学护理学院王艳玲副院长、中国人民解放军总医院原护理部主任、博士生导师王建荣教授、北京大学人民医院护理部副主任张海燕、北京大学第一医院护理部教学护士长李利、北京大学第三医院护理部教学护士长庄小萍等 12 位专家。在聆听了护理课题组的汇报后，各位专家对我院远程护理学专业（专升本）课程的改革方案的合理性和可行性进行了深入讨论，形成论证报告，并就改革方案的进一步完善给出了建设性意见。

北京大学护理学院副院长孙宏玉教授："整个课程体系是以能力为导向培养学生，并结合远程教育特点和成人教育特点进行的课程改革。方向是值得肯定的，但无论什么形式的专升本要取得国家承认学历，学生的培养标准应该与教育部本科学生核心标准一致。临床护理能力、人际沟通能力、护理管理、教学、研究和评判性思维等能力应贯穿整个教学理念，使学生在各个方面都能体现这种能力，而不是一门课的体现。网络学院规模庞大，课程具有综

合性的特点，老师如何培训让这种教育理念贯穿整个教育过程，可行性问题应完善考虑。另外，学生和老师互动的表现性评价如何体现？国家对社区护理和精神护理有要求，这两门课在课程中如何设置安排？这些问题都需要进一步思考完善。"

北京市医院管理局医疗护理处陈静处长："目前护理教育面临教学与临床脱节的问题，学生到临床不会干活，这对于长远发展是大问题。作为一名在做护理教育的老师看到北医网院的努力感到十分感动。我对北医网院提到的学生实践能力不强有强烈共识，院校也面临着教学与护士的职业发展完全脱节的问题。"同时，陈静处长也对我们的课程给予了肯定："课程的指导思想及理念正确、清晰。专业的定位很准确，很值得肯定——培养临床干活的学生；课程设置详细、严谨，课程是任务，一步步做到课程核心；课程全面，课程的基础是具体实施。"最后提出了一点建议："要精确结合本科定位，把不同课程的权重调整好。中专、大专、本科培养目标应不同，内容应分层次；师资上课程老师及带教老师的配套要下工夫解决。"

北京协和医学院继续教育学院院长何仲教授："改革方案可行，建议如下：①进一步明确培养目标，体现"典型任务"在课程中的指导；②在确定教学内容时应考虑覆盖面；③"护理管理"相关的典型任务的权重应仔细考虑；④教师队伍的培训对课程推行是至关重要的；⑤"社区护理"的内容和任务在何处体现应补充；⑥体现网络教学在实现新的课程体系过程的优势。"

北京大学护理学院院长郭桂芳教授："非常有意义和创新性的改革，课题设计合理、自下而上，收集需求信息，以临床需求为导向，打破传统的课程体系建设理念，对护理学科的发展有积极意义。建议：①考虑本科护士应该达到核心能力为基本要求；在课程设置上除了社区护理和精神护理，还缺少法律法规和伦理上的课程；②内容的组织，既要符合临床需求又要符合教育部的要求，如何把这两者做好结合，深度和宽度的把握应有计划；③在能力的培养上，学生怎样才能融会贯通，把知识转换为能力，这方面需要加强；④在评价改革成果方面缺乏可行性，需加强。"

首都医科大学护理学院王艳玲副院长："网络优势是学习流水线式，但这种改革课程对网络来讲削弱了优势。首医的教学模式是小班培养30个人的课堂，由4个老师上课，课堂学生数量受到人数限制，这跟以往的网络教育模式人数也相冲突。在评价模式方式上，要与课程要求一致。首医大部分临床课程还是采用现实情境评价，网络虚拟环境的课程评价方式也受到限制。"同时，王艳玲副院长也跟我们分享了她的经验："无论什么培养模式，课程在建立过程中都很痛苦。对老师要求很多，对网络教学来说可能是弱势，可以选一个课程作尝试，利用网络互动的优点做网络虚拟考核，这与职业考核贴近。"

国家开放大学蒋国珍教授："改革方向正确，依据充分。本项改革研究方法规范，查阅、综述了关键文献，选择工作任务课程开发模式是合适的，对推行中存在的制约因素做了较好的考量。但困难还会在改革中不断出现，有可行性，可先在小范围试行再推广。建议：①点，从可行性和综合性来讲，将课程体系和课程内容一起做出来。②在课程内容的选择和组织上，除了从任务职业角度出发外还要考虑网络教育特点，设置单位时间学习量。③评价制度如何改革，可参照Karper评价标准，建议应用知识—应用—研究—评价的评价体系。④多开一些选修课，提供给学生更多的路径。"

北京大学医学部副主任王维民教授："改革要注意的是继承和创新，基础理论和实用性之间要取得平衡，过分强调实用会后劲不足。临床综合课程可以提炼出来交给护士，不必覆盖得很全面。还有调查中没有调查专科护士能力不足的原因，需要更进一步了解我们专科护士的特点，同时从护士长处的调研不一定能反映护士们真正的所想所需。成人教育与继续教育的概念不一样，大学教育就已经进入了成人教育的范畴，本科教育水平必须坚守，检验学生的学习目标也是保持一致的。"

中国人民解放军总医院原护理部主任、博士生导师王建荣教授："培养目标注重综合职业能力，培养应用型人才，定位准确，符合在岗护士的学习特点和临床护理工作发展需要，课程体系设计合理。但课程体系改革方案的设计只是完成了课程体系改革的第一步，要按照此方案编写教材和实施教学还有许多工作要做，真心希望本课程体系改革方案能顺利实施，并取得预期效果。建议对学生的考试能以书写完整个案的形式进行，以考核学生的综合能力。"

北京大学第三医院护理部教学护士长庄小萍："培养目标和课程体系设置合理，主导思想和理念定位非常清晰，更能贴近临床的护理实践，更贴近学生的学习需求。建议：①前期缺少一个刚毕业护士参加专升本学习需要方面的调研。②是改革后没有"医学辩证法"和"卫生法学"这两门课，建议重新加在课程设置上。"

北京大学护理学院姚景鹏教授："临床知识（临床常见病）所占学分太少，知识是温故而知新的，在临床上不断遇到新患者，不断地建立新的思维。而护理思维是通过医学知识一步步建立的。大专护士学习本科的目的主要是知识提升而不是学历，可结合在工作中积累的新经验再进行学习。课程设置内容应考虑临床重要内容，细化再学习，提高学分比重，如临床病护理；选修课中要有必修课，如精神科护理仍重要；在实施上可以考虑小面积实施，例如北医学区。"

北京大学第一医院护理部教学护士长李利："改革思路和出发点非常可贵，主导思想、定位清晰，课程设计完成过程严谨。建议：①师资队伍的建立和培训系统是否能够到位；②路径需要全面；③最好能从一个点上开始做，尝试成熟后才全面展开；④学生的基础水平能否接受这些课程，有些课程定位较高。"

北京大学人民医院护理部副主任张海燕："培养目标合理，依据充分。建议：①教学内容的组织：注重与基础知识与实用能力的平衡；内容组织方面注意本科教育标准的要求，注意内容整合定义、重叠、丢失；增加选修课。②加强师资培养和改革参与。③设计课程评价和项目评价。"

本次论证会专家组肯定了我院课程改革思路和改革后课程体系的合理性，认为我院的护理课程体系改革以理论为依据，临床实用为导向，改革方案设计基本合理，改革思路较新，但还需要在细化培养目标、课程内容覆盖面和难易度、学分权重、师资培养、评价模式等方面继续完善。专家们的肯定是对我们这一年多的探索及努力的认可，专家们的建议对我们进一步完善改革方案和推进下一步工作指明了方向，也坚定了我们将改革推进下去的信心和决心。

会后，北京大学医学网络教育学院高渌苹院长说："论证会的成功只是护理改革的第一步，护理改革小组要结合专家们的意见进一步完善改革方案，要充分发挥团队意识，以积极的态度和勇于克服困难的决心去继续推进护理课程改革，为学院的发展和护理教育行业的发展贡献力量！"

第一次改革论证会结束后，学院护理改革课题组紧接着召开了2013年6月14日、7月25日、9月10日三次临床专家研讨会，根据论证会上专家组给出的建议再次深入研讨12项典型工作任务内容，完善课程体系和课程标准。为了确保护理学专业改革方案的合理性和适用性，针对典型工作任务课程开发能否达到护理专升本层次培养目标和要求，以及在课程开发和教学实施过程中，需要注意哪些方面等问题，我院又开展了新一轮的学科专家的走访咨询，包括北京大学护理学院、北京协和医学院护理学院、首都医科大学护理学院、四川大学华西护理学院、中南大学护理学院、上海第二军医大学护理学院、中山大学护理学院、福建医科大学护理学院等重点大学护理学院的专家，认真听取了来自各方面的意见和反馈，为秋季班新生课程上线做好准备。

二、专家走访

2013 年 9 月 17 日，北医网院护理改革课题组走访了中南大学护理学院院长唐四元教授，唐四元教授向我们介绍了中南大学网络教育学院和护理学院共同开发课程的概况，同时听取我们的护理学专业改革理念及具体课程设置后给出了自己的看法："改革理念很先进，但是难度大。整体理念与中南大学护理学院开展的 PBL 教学法相似，将理论与实践相结合，培养能力。学生来自临床，将在医院中未解决的问题带过来学习的思路是值得肯定的。但远程的学生没有集中的学习时间，考核如何达到水平、如何组织课程等都是后续需要完善的问题。"最后，唐四元教授表示："进行护理学专业的改革将改变网络教育的形象和质量，用人单位和学生都会有很大收获。改革的成功将会改变中国网络教学的面貌。我们也将和中南大学网络学院的院长一起学习探讨护理改革，向北医网院学习。"

2013 年 9 月 18 日，护理改革课题组走访了第二军医大学护理学院姜安丽教授，姜教授听了我们的护理改革汇报，提出了很多疑问："整体方案有创意、方法很好也很新颖。但关于学习效果也有担忧，例如：疑难与复杂问题处理课程目前只是框架、需要案例，案例与学生是如何匹配的？学生学习质量如何控制？教学课程按照任务来设计进行如何体现？学生来源不同，老师压力也会很大。第二军医大学也有函授、远程护理教育，主讲是护理学院的老师，考核试卷也是护理学院老师带过去的，但是质量仍然控制得不好。北医网院开展护理学专业改革工作量很大、课程很多，要一门一门做很辛苦。并且在教学过程中，需要教师引导，所以师资配置很重要。"同时，姜教授也给了我们很多好的建议，她说："第二军医大学也进行过护理教育方面的探索。2008 年想将课程打掉，将知识点找出，贯穿起来形成八大模块，这在逻辑上也是合理的，但是推行起来很难。所以，你们的改革推行起来也会很难，但这很有创新性。你们可以考虑将我们整理出的知识点融入到你们的任务中。这样可以打消有些人的疑虑，如是否学到知识，贯穿了哪些知识？你们的任务性知识符合护士职业考试，这个方向趋势很好，之后也很想看到你们将来的课程成果。"

2013 年 9 月 25 日，我们走访了中山大学护理学院前院长尤黎明教授、现任院长谢文教授。尤教授："改革思路非常好，贴合临床实际需求，同时考虑到学生的实际需求，认为一部分学生还是愿意学的。专升本的学生，前置学历的问题是内容重复性较多，中专学了大专学，本科再学，教什么东西合适？是需要考虑的问题。即使都是大专，学生起点也不一样，实践能力也不一样，所以，你们的改革是很好的设想。"接下来，尤教授就培养目标、课程设置等问题和我们进行了具体沟通，并给出了相应指导和建议。尤教授认为："关键是具体课程的设计，课程目标、大纲、单元或任务的设计，具体任务的设计很重要。教学改革对教师要求很高，需要实践能力、教学能力、技术能力，等等。因此，教师的经验和付出，以及学生的兴趣，对改革很重要。"

各位专家对我院护理改革方案给予了充分的肯定，认为改革思路非常好，贴近临床实际，同时考虑到学生特点，有助于培养岗位需要的应用型人才。各位专家针对培养目标、学时分配、课程设置、任务情境设计、评价方式、改革的难点等提出了宝贵的意见和建议。学院护理改革课题组根据新一轮走访的专家提出的意见和建议，组织一线临床实践专家进行深入细致的专题讨论。同时参加了首都医科大学护理学院的护理教改成果专题培训班、海军总医院护理部组织的护患关系维护专题研讨班，并继续走访了宣武医院、中国人民解放军总医院专家、中华护理学会、中华护理杂志等护理专家。在学院各部门的通力合作下，首届实验班于2013年9月开班，有5门课程完成设计并上线运行。

新课程上线后，在教学实施过程中，老师和同学们都对课程有了新的体会及认识。我院护理改革课题组也在课程上线一年的时间里，不断对课程教学过程进行实时监控，对同学的学习体验进行调研，定期组织任课教师对教学实施情况进行总结和完善，就课程实施中的困惑和问题及时咨询相关教育专家，同时护理课题组成员和任课教师对进一步推进改革方案的落地也有了更多的想法，为了更好地确保教学改革的科学性和规范性，学院于2014年6月11日组织了护理学专业（专升本）教学改革中期汇报会。

三、护理学专业（专升本）教学改革中期汇报会

2014年6月11日护理学专业（专升本）教学改革中期汇报会特别邀请到北京大学医学部副主任王维民教授、北京市卫生局医政处陈静处长以及包括国内知名远程教育和职业教育领域的专家、北医与协和的护理学专家、各大医院护理部的临床专家等共16位参会指导。会上护理学专业改革课题组分三部分向专家汇报了我院护理学专业改革的推进情况。首先由教学运营部的孙宝芝以"基于典型工作任务完善专业课程体系——远程护理学专业（专升本）课程体系完善与实施"为题，就护理改革整体工作进展进行了汇报。第二部分由教学总监夏素华以"护患关系协调与纠纷处理"课程为例，就护理专业改革课程的设计与实施情况向各位专家做了具体汇报。最后由资源设计与制作中心的张翼以"适应护理课程改革需求，探索资源开发新模式"为题向专家汇报了护理改革课程资源建设情况。

汇报结束后，专家组就汇报内容展开了热烈的讨论和交流。专家们一致认为，我院远程护理学专业（专升本）改革方向是正确的，自上次论证会以后，又往前推进了一大步，充分感受到了我院护理改革的力度和团队一致朝一个目标努力的成果，是非常令人欣喜的。同时，专家们也表示，一个专业的系统改革，任务是非常艰巨的，需要在实践中不断努力和完善。对改革的重点和难点、下一步努力的方向，专家们给出了具体的意见和建议。

北京大学护理学院姚景鹏教授："学生通过这一年多的努力，从以前的记忆分析应用到现在进行评价最后能有创新，这种学习模式是值得肯定的。学生本身都是大专转本科并且工作几年的，以前的临床知识都学过。任务引导的学习方式，学生会感到跟以前的内容是不一样的，但实质还是那些内容，只是在临床中发现的问题案例能更好地将理论和实践结合在一起。这种模式能够督促同学把以前学习的知识重新捡起来复习，对学生临床工作水平的提高有帮助。"

中国人民解放军海军总医院总护士长黄建萍："北医网院是一个具有探索精神并且非常敬业的一支团队，利用远程教育与临床需求对接，这是一个很好的方向，对临床护士综合能力的推进会有实际的作用。护患沟通课程是大环境的需要，是临床必备的一种能力，但目前学校没有这种课程，北医网院开设这门课程正是临床所需要的。网络教育是一个特殊环境，我的建议是课程和案例的解析需要进一步完善，使其一次比一次更完美。让学生在解决问题

时，能以患者为中心并且有着规范的理念。第二点，网络课程是比较直观的，课程的画面及图片应该更加规范，从观感上给学生比较愉悦的体验以及正能量的传播。

中国人民解放军总医院原护理部主任、博士生导师王建荣："去年参会时大家都表示过，改革的方向是值得肯定的，但是做起来难度很大。一年多过去了，今天通过听三位老师的汇报，感觉到改革的进程往前走了一大步，看到改革力度和团队的工作努力，听到学生的体会，看到了可喜的成绩。虽然是一门课，但是从准备的资源，到引导学生运用新的学习方法，还有老师的跟踪，教学模式的教和学上都有了很大改变，老师们付出了很大的心血。我的建议是专科学生的基础知识水平有限，再从学生找出的案例分析出来的知识点可能不会很全面，这样学习起来容易有疏漏的地方。老师要引导学生将自己欠缺的知识补上，将案例中没有完全具备的理论知识点做补充，使学生在下次分析问题时看法会更加深刻。"

北京大学护理学院副院长孙宏玉教授："北医网院这一年多的成果是非常显著的，也是很多老师们应该学习的。我最深入的感受是这个改革除了请教了很多职业老师外，还咨询了很多教育界的专家，但这种以任务为需求导向的课程在教学中有些容易忽视知识的系统性和连贯性，在以后的教学中应该尽量完善。第二点是在特别突出了临床需求和行业需求的同时，不要忽略教育的标准。无论是全日制本科教育还是网络本科教育，要参考国家颁布的护理学专业教育学标准，包括本科态度和知识的能力，大家的出口应该是一致的。第三点是我们前期老师投入了这么多，要考虑做进一步的推广。目前医学部也在做教育改革，现在很多学院也要网络化，比如说Mooc、微课和翻转课堂。建议我们网络课堂是不是也可以做成微课形式，改变传统，这样的尝试对学校的教育也是借鉴。以后各大院校也会来网院学习，因为这种带着问题来学习的方式可以说是翻转课堂，学校以后也会以这样的方式来教学。最后建议把前期课程可以和传统课程做相应的教育教学的研究，之后这批学员的教学评价和传统教育的学员测评也要做一些区别。我很愿意和北医网院一起努力，期望看到更加深入的改革成果。"

武警总医院护理部主任高艳红："第一次参加护理学专业教育改革的会议，通过三位老师的汇报，整体的课程设置和课程具体例子的演示感觉非常好。由于我来自临床，能看到北医网院的在职学生能够以任务导向来完成学习任务，这不仅能提高学生的学习能力，最重要的是学生的临床工作能力得到提升。建议有三点：第一，我们的学生都是在职专升本的学生，如果能对学生的背景作了解，比如在哪个科室工作、工作年限、工作岗位及班次，是不是能设计出更有针对性更有价值的学习任务，对完成教学任务会更有帮助？第二，关于课程具体内容，在情境设计时，要有关键知识点的提示，形成一个系统的知识学习。避免有些学生所选择的案例达不到学习要求。第三，指导老师要做到作业即时评价，学生及时改，不要等作业都完成了再反馈修改，保持一个动态即时性。"

北京大学护理学院院长郭桂芳教授："本科培养的是应用型人才，以实践为主。从实践中总结出的12项典型工作任务的课程本身吻合了培养临床应用型人才的初衷。根据去年我们提出的建议，老师们也都做了完善，北医网院一步步走得非常踏实这点值得大家学习。建议是本科教育质量的整体把握包括后期的评价，应该下工夫解决。第二，目前护理学习太困难了，在职学生的学习属于碎片学习，怎样利用技术把碎片学习打造得更加科学。毕竟学生在临床工作，长时间阅读大量材料的机会很少。第三，要做到在学习过程中的质量监控，比如是他本人在学吗？谁在看？谁在做？过程中监控质量和跟进也很重要。"

北京协和医学院继续教育学院院长何仲教授："我虽然没有参与这个活动，但是从开始看到这件事做完，我特别能理解夏老师的话：刚开始觉得艰巨，但是真的没有想到这么艰巨。北医网院老师们的付出，真的非常不容易。在未来要考虑的问题上，我给几点建议：第一，我们做的课程都是本科教育，是否应该同质？我也在做本科继续教育，要考虑给学生的发展留有开口，学生可能会有很多个兴趣，比如进一步攻读研究生。所以我们在设计教育目标和任务上要考虑学生的来源和开口的问题。第二，是师生比和推广性。我看到一个数据，一个老师对 32 个的学生在一段时间有 3000 多次互动的过程。未来 1000 人的时候，师资是否能够跟上？作为实验班老师们第一次接触学生，肯定会投入很大心血，效果会是好的。但考虑推广，未来是否还能有这么密切的通过网络的互动？第三，注意不同课程的情境设计要有区分，有些偏文的课程用理论就能将关系递进性讲清楚，但有些是偏临床性的，在树立情境设计上要怎么处理这样的关系？第四，在选择设计知识点时要有相对应的依据，比如知识点设置的比例及分数。此外，我还有个疑问：实验班有没有学生提出退出，退出的学生怎么去安抚，能不能转入普通班继续学习？最后，对课程设置上我提两点建议：一是课程名称要相对简洁和提炼，二是在介绍之前要讲清楚任务、情境、案例之间的关系。"

北京市医院管理局医疗护理处陈静处长："我们目前的在校护理教育出来的学生是和临床联系很少的。去年 9 月我也做了一项规范化培训，并且在四家医院毕业生中试点，效果也不错。北医网院的学历教育是以任务为切入点来做的，规范化培训是以症状作为切入点来做的，学生整个的思维过程是一样。区别主要是考虑定位，本科、大专学生教育定位在哪？网院在职专升本学生的定位是入职 1～3 年的护士，我们规范化培训的定位是新入职的护士，那么我们的教育部门和行政部门是不是借鉴这种方式可以把护理教育进行一个完整的梳理和规划的思考？"陈静处长还提到："复杂艰苦的教改过程是非常痛苦且很艰难的，在付出过后，最后在评价方式上要怎么和其他课程的授课方式做比较？我建议在设计评价体系的时候，要更多考虑临床的应用，使我们的学生将来能够更好地为临床患者提供服务。还有一点深刻体会是这种教学模式对师资要求非常高，老师的压力会非常大，面对大量的学生如何辅导。最后我想提点建议：我们做的规范化培训和北医网院的课程教改都刚刚起步，我们期待师资和课程设计上有更多的深入交流，这对学生和教学都有非常好的借鉴意义。"

国家开放大学蒋国珍教授："去年，我也参加了这个项目的准备阶段。听完汇报，这一年做出的成果是值得肯定的，同时也感到很欣慰。北医网院的教学改革抓住了教育的核心，方向是正确的。但国家行为的教学改革都很难，网院刚做一年，做其评价还为时太早。目标课程、学科课程、经验课程之间是有矛盾的，某一个课程不能满足所有需求，不能兼顾。北医网院人才培养的定位是在职的成人应用型人才培养，而我们的教学改革转向经验课程的方向是符合对象的。"他还提出："如何更好地做好课程改革，我提几点建议：第一点，目标、内容、资源、任务和评价五点串起来，中间不要有任何脱节。在任务设计上要有梯度，教学法上要有脚手架，帮助学生按台阶上去。第二点是在目标任务设定上，应考虑到本科任务起点的差异性，终点是一样的。但对于学生不同的起点，任务难度如何调整。第三点，网络教育学生人数多不是问题，问题是需要配备更多老师辅导，投入是昂贵的，可以适当提高收费。"

北京师范大学职业与成人教育研究所所长赵志群教授："今天改变了我的两个偏见。第一个是网络教育很难进行职业教育，职业教育是教干活的，网络学习看起来很难实现这个目标。但今天可以看到了很好地实现了怎样通过网络教育的学习来提高职业能力。还有一个是我跟很多职业行业打交道，一直认为护理学专业是一个最保守的专业。比如计算机专业，每天都能看到新的突破，护理专业是有一定的职业特点，但我今天看到了突破。美国课程革命是从护理教育出来的。我是做教育的专家，可以告诉你们从另一个角度讲有些担心的问题可能恰是改革的强项。比如美国有一个专家曾说过：美国人最大的贡献是对知识的理解不同。我们理解的知识点不是书本上的知识点，而是在情境中去建构我们的知识。因为我们对知识理解跟你们不一样，所以我们才厉害。这是美国人的观点，他认为知识没有客观的，都是相对，你说你的对，他说张教授的对，王教授跟张教授说的不一样。杜威说过：书本上权威的知识没有价值，知识是在行动中建构出自己的知识。我们是护理教育，刚才有老师说的好，不是医生的知识比护士的多，而是医生完成复杂的任务比护士多，所以在很难的任务里建构的知识比护士厉害。也就是从科学上知识的解释不是这种传统意义的解释，所以大家不要怕，我们这种经验型课程培养的是应用型人才。最困难的是老师，需要更多的交流，对不同的老师要有更多的交流，来建构你们的知识。从教育学角度讲这个方向是对的，但改革是一个漫长过程，需要几代老师的努力。

北京大学第三医院护理部张洪君主任："今天听了老师的汇报，首先我是很赞同的。北医网院所做的教改是对临床实践能力的培训，网院结合 Moodle 平台，让学生分阶段学习，在一段时间内完成一定的任务课程，这是个有效的控制。这种课程研究和教学方法上的改革是值得肯定的。同时也提几点建议：第一，老师的投入很大，面向全国，想要把握教学质量和标准可能很难。第二，在课程的设计过程中，要建立教案，课程案例的学习需要集体备课。根据案例特点，让学生实习时自己补充一些知识点，让其有个学习思维的过程。第三，根据学生的起点选择课程。有些学生可能不需要补一些基础课，比如基础护理课。而在专业方向发展上，有些选修课如老年护理和专病护理综合训练，建议放到必修课里。第四，护士专业问题研究，建议加强个案护理的研究学习。"

北京大学人民医院危重症护理 ICU 詹艳春护士长："临床护士的执行力是很强的，但临床思维没有训练，认为交代了的任务完成就可以了。希望护士能得到这方面的训练，加强思维培养。护士的学习背景和工作背景不同，以任务导向的临床课程案例学习可能完不成，能否设计一些经典的案例让护士去分析，护士需要知识的时候可以自己查资料去解决问题，这样会更好地完成学习任务。"

北京大学医学部副主任王维民教授："北医网院的护理学专业教学改革工作是一个高效务实的工作，教学课程设置紧扣当前护理教学趋势和临床实际需求，有着非常规范的设置和管理模式。同时提几点建议和思考：第一，增加选修课程的设置，最核心的课程作为必修。更多的课程改为选修，分为限选和任选两种模式，学分通过自主选择和限制选择来完成。第二,四个专业方向课程是否有重叠？第三，选修课和必修课应根据教育的目标特点做适当调整，要考虑到专科护理教育的不足以及临床护理工作的实际需求。"

这次会议专家们对改革的重点和难点、下一步努力的方向给出了具体的意见和建议：如以任务为导向更加贴近临床的同时，要兼顾理论知识的系统性和逻辑性；在资源建设方面，要注意知识点的切割和组织；在课程学习情境的设计上，要考虑不同课程的特点和要求；任务的设计上要有梯度，教学方法上要考虑为学生搭脚手架；教学计划上，要注意选修课与必修课的搭配，可考虑适当加大选修课比例；在专业定位和出口上，要遵循国家护理教育标准；在改革的推广性上，要充分考虑对辅导教师的培训，鼓励不同的老师交流；要结合网络平台的优势，进一步加强教学过程的质量监控等。

最后，北京大学医学网络教育学院张海澄副院长做总结："网络教育有着更好的教学手段，比如碎片学习。美国护士都是本科学历，护士的工作非常重要，能更早地发现患者的变化。所以通过远程对护理教育进行改革是大势所趋，将来我们会继续请各位专家莅临指导！"

　　我院护理学专业教学改革一路走来，经历了很多困惑，也遇到了一些阻力，但是在各位专家的支持、指导和鼓励下，我们坚持走到了现在。专家们对我院护理学专业教学改革的认同和支持给护理课题组增添了改革的动力，专家们的建议是护理改革道路上重要的领航灯。今后在专家的指导下，我们会继续不断总结经验、加强教学研究，推进护理学专业教学的持续改进和完善，帮助学生从课程学习中真正受益，彰显医学远程教育品质。

（整理者　杜　博）

远程护理学专业教学改革图片摘录

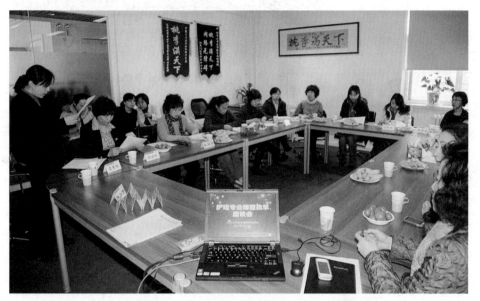

2012 年 3 月，学院召开护理部主任 / 护士长座谈会

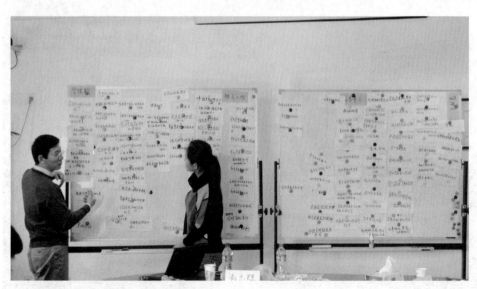

2013 年 1 月，学院召开护理临床实践专家研讨会

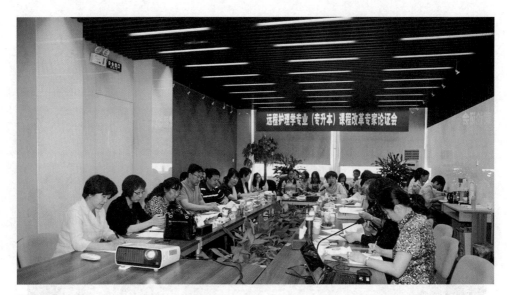

2013 年 5 月，学院召开远程护理学专业（专升本）课程改革专家论证会

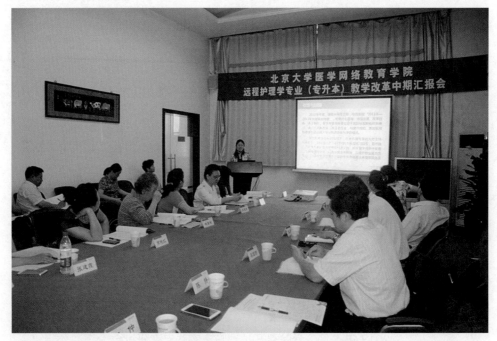

2014 年 6 月，学院召开远程护理学专业（专升本）教学改革中期汇报会

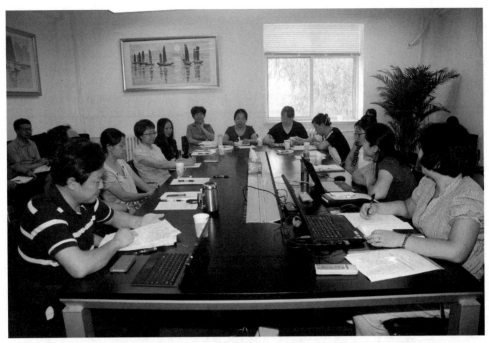

2014 年 7 月，学院召开护理课程教学总结研讨与师资培训会

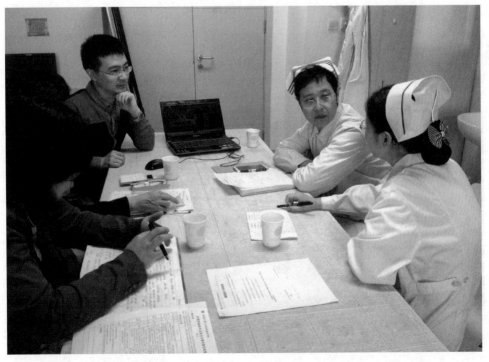

2015 年 2 月，学院与临床护理专家交流课程设计思路

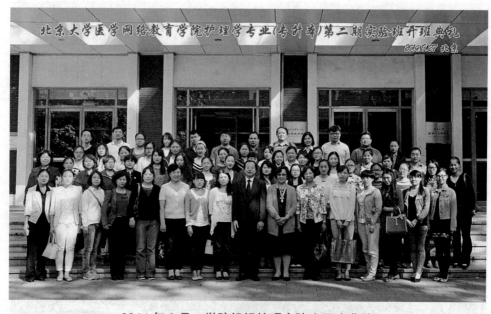

2014 年 9 月，学院组织护理实验班开班典礼

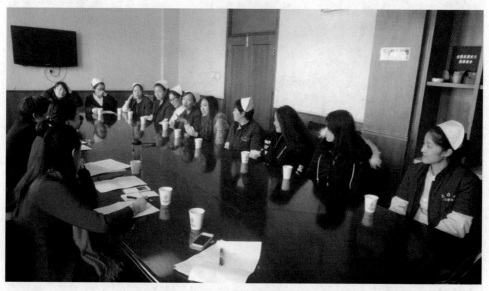

2015 年 1 月，学院组织护理实验班学生座谈交流

后　记

北京大学医学网络教育学院从 2001 年开展护理学专业远程教育以来，结合行业发展和学生需求，对护理学专业专升本教学计划进行了多次的调整，但仅限于个别课程的增删，课程内容与工作任务关联度低，学生学习兴趣不高，学习效果不好。随着远程教学实践的深入开展，我们对护理行业的认识、对成人学习特点的认识以及对远程教育规律的理解越来越深入，发现原有的课程体系存在诸多需要修订的地方，需要进行系统的调研和改革，才能适应当前社会发展以及行业和在职成人学习的需要。2010 年年底，学院制定"2011—2013 年发展规划纲要"，其中提出了构建开放的、更加实用和便捷的适合远程医学教育学习特点的教与学的模式，启动了基于岗位的课程体系改革。

2011 年底，学院成立了护理学专业教学改革课题组。课题组在分析原课程体系的同时，进行了大量的文献调研、学生调研和行业调研，发现要满足在职成人学生需求及行业发展就要对课程体系进行整体改革，既要解决教什么的问题，也要解决怎么教的问题。如何对课程体系进行改革？调研后发现远程教育领域没有可借鉴的方法，全日制院校对单门课程教学内容改革研究较多，对于课程体系的改革研究较少，仅有个别院校采用能力本位课程改革方法。课题组考虑能力本位课程改革方法能满足学院的改革目标，可以尝试用这种方法进行改革，但由于培养对象不同，在改革中还要考虑我院学生的需求。随后，课题组对护理岗位能力进行了大量的文献调研及行业调研，形成了能力框架，但在能力转化成教学内容过程中，我们很难找到科学的方法及理论依据。

在远程教育领域、全日制院校寻求方法无果的情况下，课题组考虑能力本位教育课程开发方法源于职业教育，是否可以找职业教育方面的专家来解决我们的难题？之后，课题组拜访了北京师范大学职业与成人教育研究所所长赵志群教授，正是这次拜访，让我们找到了适合远程在职成人特点及职业发展需要的课程体系开发方法——基于典型工作任务的课程开发方法。护理学专业课题组在赵志群教授的指导下，在多位临床实践专家参与支持下，广泛征求多方面专家的意见，形成了这套以临床岗位需求为导向、遵循职业成长发展规律、符合远程在职成人需求的护理学专业课程体系及课程标准。

从改革启动到形成课程标准，再到课程方案的实施，课题组经历了三年多的探索，一路走来遇到了很多挫折和挑战，但幸运的是我们得到了各界人士的指导、支持与帮助。

感谢北京师范大学职业与成人教育研究所所长赵志群教授的一路亲临指导，没有赵老师的指导与帮助，我们很难达成现在的成果。感谢一直陪伴我们改革的临床实践专家薄雅萍老师、张建霞老师、童素梅老师、李明子老师、安立芝老师、王莉芳老师、李晶老师对典型工作任务及课程标准的一次次修改与完善，以及在课程教学实施过程中的精心付出。

感谢北京大学医学部副主任王维民教授、北京市医院管理局医疗护理处陈静处长、北京大学护理学院姚景鹏教授、国家开放大学蒋国珍教授、北京大学护理学院院长郭桂芳教授、北京协和医学院继续教育学院院长何仲教授、北京大学医学部护理学院副院长孙宏玉教授、首都医科大学护理学院王艳玲副院长、中国人民解放军总医院原护理部主任、博士生导师王建荣教授、北京大学人民医院护理部副主任张海燕、北京大学第一医院护理部教学护士长李利、北京大学第三医院护理部教学护士长庄小萍等 12 位专家在课程体系论证会上提出的宝贵意见及指导建议。

感谢四川大学华西护理学院前院长李继平教授、中南大学护理学院院长唐四元教授、上海第二军医大学护理学院姜安丽教授、中山大学护理学院前院长尤黎明教授及现任院长谢文教授等学科专家针对典型工作任务课程开发能否达到护理专升本层次培养目标和要求提出的意见和反馈。

感谢中华护理学会应岚秘书长、首都医科大学护理学院吴瑛院长、北京大学第一医院护理部丁炎明主任、北京大学第三医院护理部张洪君主任对护士核心能力调查问卷提出的修改意见及建议。

感谢来自北京大学第一医院、北京大学人民医院、北京大学第三医院、北京大学第六医院、北京大学肿瘤医院、北京协和医院、中国人民解放军总医院、北京友谊医院、中日友好医院、空军总医院、海军总医院、首都医科大学北京口腔医院、德胜社区卫生服务中心、北京老年医院、宣武医院、海淀医院、航天中心医院、海淀妇幼保健院、良乡医院、积水潭医院、二炮总医院、北京妇产医院、中国医学科学院肿瘤医院、民航总医院、仁和医院、大兴区医院、999 急救中心、中医骨伤医院、北京京煤集团总医院等医院的医护人员在行业调研阶段给予的宝贵意见及建议。

最后，感谢学院高澍苹院长、张海澄副院长等领导的高瞻远瞩和对护理学专业改革的大力推动，感谢学院技术支持部门、资源开发部门以及学生支持部门对护理学专业改革的支持、理解与帮助。

本套课程标准及课业计划已经有三个班级近百名学生在学习，课题组及任课教师在教学实践过程中，总结经验教训，不断地对课程标准及课业计划进行修改及完善。由于认识水平所限，本书难免存在不足之处，恳请各位读者谅解并给予批评指正！

北京大学医学网络教育学院护理学专业教学改革课题组

参考文献

[1] 王丽, 李继平. 护理学专业本科生全日制教育现状调查. 护理研究, 2010, 24(7):1809-1810.

[2] 周娟, 王仙园, 罗羽等. 护理专业专升本课程构建效果分析与改进. 解放军护理杂志, 2003, 20(4): 87-88.

[3] 沈宁, 顾询. 我国本科护理教育培养目标的调查. 中华护理杂, 1998, 33(12):683-685.

[4] 张玉芳, 李继平, 刘素珍等. 中美部分护理院校本科课程设置比较研究. 中华护理杂志, 2005, 40(1):15-18.

[5] 李秋萍, 杨支兰. 护理学专业本科培养目标的研究现状和发展趋势. 中华护理教育, 2006, 3(2):77-78.

[6] 孙玉梅, 丛笑梅, 尚少梅. 护理专业本科课程设置模式的改革与实践. 医学教育, 2002, 3:60-62.

[7] 尤黎明, 罗志民, 张美芬等. 以社会需求为导向的本科护理学专业课程体系建设. 中华医学教育杂志, 2009, 29(1):36-38.

[8] 赵红梅, 韩世范. 中美护理本科教育课程设置的比较研究. 山西: 山西医科大学, 2006, 5.

[9]余华, 李保刚, 范萍等. 中国与澳大利亚部分护理本科教育课程设置的比较与借鉴. 昆明医学院学报, 2011, (7): 142-14.

[10] 赵萍. 澳洲护理教育及临床管理. 护理研究, 2005, 19(9A):1782.

[11]余雪. 澳大利亚护理学院的护理教育. 护理学杂志综合版, 2007, 22(7):25-26.

[12] 尤康, 王道富. 开发与国外接轨的护理教学计划的几点思考. 成都大学学报(教育科学版), 2008, 22(10):90-92.

[13] 张新颜. 军医大学人文课程设置的研究. 第三军医大学硕士毕业论文, 2003.

[14] 刘义兰, 王桂兰, 赵光红. 现代护理教育. 北京:中国协和医科大学出版社, 2002: 28.

[15] 戴雪梅, 陈润清, 邓少娟. 关于护理成人教育的课程设置现状分析及建议. 全科护理, 2010, 8(8):2241-2242.

[16] 吴静, 余丽君. 我国本科护理教育生物医学课程设置的研究. 北京: 中国协和医科大学, 2007, 6.

[17] 吴瑛. 护理胜任力本位教育—概念及实践. 中华护理教育, 2009, 6(10):435-439.

[18] 杨侬, 蒋晓莲. 胜任力本位教育在护理本科生中的应用进展. 中华护理教育, 2012, 9(2):86-88.

[19] 施翠芬, 巫向前. 国内外护理本科课程设置现状. 中华护理教育, 2008, 5(6):269-271.

[20] 沈琴珍, Graeme D Smith, 彭美慈. 爱丁堡大学本科护理教育的特点分析及借鉴. 中国高等医学教育, 2009, 1:40-42.

[21] 徐燕, 王志红, 李家顺. 英国4所大学护理本科成人护理课程的研究及思考. 护理学报, 2007, 14(1):21-24.

[22] 胡雁. 澳大利亚护理教育介绍. 护士进修杂志, 2000, 15(10):773-775.

[23] 陈列, 张文娟. 日本三年制高等护理专业课程设置的变革及启示. 职业教育研究, 2011, 8:177-180.

[24] 韩翠, 李继平. 我国护理本科教育课程设置的现状分析. 护理研究, 2009, 23(2):477-479.

[25] 戴雪梅, 陈润清, 邓少娟. 关于护理成人教育的课程设置现状分析及建议. 全科护理, 2010, 8(8):2241-2242.

[26] 马连娣, 沈宁. 本科护理教育社会人文课程设置现状的调查与分析. 北京: 中国协和医科大学, 2007, 5.

[27] 金瑞华, 王斌全, 赵红梅等. 护理专业专升本课程设置的研究进展及发展方向. 护理研究, 2006, 20(5): 1319-1322.

[28] 张伟远. 继续教育应是一种全民化教育——论继续教育与成人教育、职业教育、远程教育的关系. 中国远程教育, 2007, (1): 15-19.

[29] 曹梅娟, 姜安丽. 护理本科人才培养整体胜任力标准框架模型的构建. 中华护理杂志, 2009, 44(6):536-538.

[30] 吴瑛. 护理胜任力本位教育—概念及实践. 中华护理教育, 2009, 6(10):435-439.

[31] 赵志群. 职业教育工学结合一体化课程开发指南. 北京:清华大学出版社, 2012: 36-42.

[32] Patricia Benner. From novice to expert. Menlo Park: Addison-Wesley Publishing Company, 1984: 17.

[33] 姜大源. 世界职业教育课程改革的基本走势及其启示—职业教育课程开发漫谈. 中国职业技术教育(理论版), 2008, (27):7-13.

[34] 李春玉, 李明今, 金鹤万等. 中韩护理本科教育理念及培养目标的比较. 中华护理杂志, 2003, 38(9):716-718.

[36] 张伟远. 继续教育应是一种全民化教育—论继续教育与成人教育、职业教育、远程教育的关系. 中国远程教育, 2007, (1): 15-19.

[36] 江颖, 黄霖. 开放教育发展的新选择: 由学科教育向职业教育转型. 中国远程教育, 2012, (12): 69-74.

[37] 陈琦, 刘儒德. 教育心理学. 北京:高等教育出版社, 2005: 140-146.

[38] 郭炯, 祝智庭. 基于角色分析的职业教育课程开发方法研究(一)—课程开发模式研究. 中国职业技术教育, 2011, (3): 35-39.

[39] 朱丹, 张璐姣, 马芳.《护理研究》课程整合改革效果评价. 护士进修杂志, 2012, (13): 1224-1226.

[40] 赵志群. 职业教育工学结合课程的两个基本特征. 教育与职业理论版, , 2007, 6, (30) .

[41] 颜巧元, 张亮, 胡翠环, 等. 学科视野下的护理科研及其论文选题. 中华护理教育, 2011, 8(6): 275-277

[42] 戚晓霞. 国内护理科研选题来源的探讨. 中国实用护理杂志, 2013, 29(11): 45-47.

[43] 陈殷钰, 郑凤君, 符杏清. 持续质量改进在临床护理教学中的应用. 中国高等医学教育, 2011, (7): 78-79.

[44] 夏素华, 孙宝芝, 刘玲等. 基于岗位需求的远程护理学专业课程体系改革的实践研究. 中华医学教育杂志, 2014, 34(5):699-705.

[45] 钱桂香. 全面质量管理的现代护理进展. 中国实用护理杂志 , 2006 , 22 (9): 65-66.

[46] 曹国珍. 全面质量管理在胸外科肿瘤患者护理中的应用。护理研究, 2014, 28(5): 1754-1755.

[47] 姜小鹰, 肖惠敏, 胡荣等. 以"全面质量管理"为导向的护理学本科教学改革与实践. 中华护理教育, 2010, 7(5): 199-202.

[48] 马智文. 全面质量管理在护理管理中的应用效果. 临床合理用药, 2014. 7(4A): 160-161.

[49] 沈萍. 基于典型工作任务的文献检索教学. 图书馆学研究, 2012, 7: 16-18.

[50] 李伟萍 学生评价模式改革初探 职业 2011年S1期.

[51] 王欢, 石炜娜, 高等职业教育的实训评价研究 贵州师范学院学报 第26卷. 第12期.

[52] 崔宇红, 朱建坤, 马丽萍 多站式临床技能考核对护理实训教学的效果评价 甘肃中医 2008年05期.

[53] 刘星 中等职业学校实训教学设计的现状调查分析 江苏教育研究 2015年z3期.

[54] 李淑艳. 任务导向法在《国际贸易实务》课程教学中的应用. 职业教育研究, 2012(8): 80-82.

[55] 冉利龙. 基于网络教学平台的研究性学习研究. 中国成人教育, 2013(1): 132-133.

[56] 徐小丽. 高等职业院校学生学习效果评价研究. 科技经济市场, 2013(11): 130-131.

[57] 曲海英, 井西学, 张臻. 胜任力研究与护理人员岗位胜任力模型的理论构思. 护理管理, 2007, (05): 44-45.

[58] 赵戎蓉, 吴瑛. 护理核心胜任力本位教育的研究与实践. 中华护理杂志, 2008, (03): 247-250.

[59] 薛小玲, 孟红燕. 强化护理本科生核心胜任力培养的教学探讨. {H}护士进修杂志, 2011, (07): 634-636.

[60] 徐少波, 叶志弘. 护士核心能力概念和构成要素的研究进展. 中华护理杂志, 2010, (08): 764-766.

[61] 李惠萍, 王维利, 房彤. 成人教育理论在专科护士培训中的应用. 护理学报, 2008, (04): 23-25.

[62] 卫生部. 关于实施医院护士岗位管理的指导意见. 2012.

[63]. 李文, 尹爱田, 庄霞. 卫生机构管理者胜任力研究及发展. 中国卫生资源, 2005, (06): 270-271.

[64] Andrienne Price. Encouraging reflection and critical thinking in practice. Nursing Standard, 2004, 18(4): 46-52.

[65] 王菲菲. 我国元认知理论与实践研究综. 高教研究与实践. 2012, 31(3): 7-13.

[66] Helen Burke & Lorraine Mancuso. Social Cognitive Theory, Metacognition, and Simulation Learning in Nursing Education. Journal of Nursing Education, 2012, 51(10): 543-548.

[67] M. Harris. Scaffolding reflective journal writing-Negotiating power, play and position . Nurse Education Today. 2008, 28: 314-326.

[68] Rita Van Horn & Shirley Freed. Journaling and dialogue pairs to promote reflection in clinical nursing

education . Nursing Education Perspectives. 2008, 29(4): 220-225.

[69] Shu-Jen Shiau & Chung-Hey Chen. Refection and critical thinking of humanistic care in medical education[J] . (Kaohsiung Journal of Medical Science 2008, 24: 367–372.

[70] Christy L. Raymond & Joanne Profetto-McGrath. Nurse educators' critical thinking: reflection and measurement . Nurse Education in Practice. 2005, 5: 209-217.

[71] 王芝, 许燕, 施银, 冯薇. 反思性学习在急诊护士业务学习培训中的应用. 中华护理杂志. 2013, 48(12): 1119-1120.

[72] 吴红亮, 蔺波, 贲艳丽. 反思日记发在新护士评判性思维能力培养中的应用. 护理研究. 2012, 26(11): 2961-2962.

[73] 何平先, 熊诗平, 叶宝霞等, 对本科护理专业课程设置的分析. 护理学杂志, 2000, 15(8): 504-505.

[74] 张丹晔, 刘璐, 以问题为导向的教学方法的效果评价及改革, 现代医院管理, 2011年03期 .

[75] 王宁. Moodle平台远程学习有效性的研究. 南京：南京师范大学. 2011.

[76] 梁乐明, 曹俏俏. 微课程设计模式研究——基于国内外微课程的对比分析. 开放教育研究, 2013, (1): 67-75.

[77] 黎加厚. 微课的含义与发展.《中小学信息技术教育》杂志, 2013年第4期.

[78] 刘名卓, 祝智庭. 微课程的设计分析与模型构建. 中国电化教育, 2013, (12): 127-131.

[79] Alexander. TheTimelessWayofBuilding. NewYork：OxfordUniversityPress, 1979.

[80] 刘强, 祝智庭. 利用教法样式共享信息化教学经验. 电化教育研究, 2008, (12): 66-68.

[81] 胡小勇, 郑朴芳等. 基于样式视角的网络课程设计研究. 中国电化教育, 2010, (12): 55-60.

[82] 刘名卓, 赵娜. 网络教学设计样式的研究与实践. 远程教育杂志, 2013, (3): 79-86.

[83] 钟启泉等. 为了中华民族的复兴, 为了每位学生的发展. 上海：华东师范大学出版社, 2001: 172.

[84] 姜大源, 关于职业教育的课程观. 中国职业技术教育, 2003(31): 1.